"En cada respiro, fortalecemos nuestros pulmones y decimos adiós al asma con determinación. Un futuro sin límites nos aguarda, ¡y juntos lo convertiremos en realidad!" - WDJR

Dedicatoria

Dedico este libro con profundo cariño a mis pacientes con asma en Puerto Rico, quienes, día tras día, nos inspiran con su inquebrantable fortaleza y determinación por respirar mejor. Su resiliencia ante los desafíos respiratorios es un ejemplo excepcional de coraje y esperanza, y un faro de luz para todos.

A todas nuestras familias y a cada niño, adolescente y adulto enfrentando con valentía las vicisitudes que el asma trae consigo, les dedico estas páginas llenas de conocimiento y comprensión. Su determinación para superar obstáculos y encontrar la alegría cuando se vive con asma es un verdadero testimonio de perseverancia.

Que este libro sea una guía útil que los acompañe en cada etapa del camino con el asma, proporcionando la información y apoyo necesarios para vivir vidas plenas y satisfactorias. Mi más profundo deseo es que aquí encuentren la claridad y el poder para abordar el asma con confianza y lograr un control pleno de su salud.

Agradezco sinceramente su confianza y espíritu colaborativo, pues juntos luchamos por mejorar el manejo del asma en Puerto Rico. Sigamos forjando un futuro más brillante para cada uno de ustedes y para todos los afectados por esta condición. Mientras le decimos adiós Asma y un hola a una vida sin límites.

Con cariño y gratitud,
Wilfredo De Jesús Rojas, MD, FAAP, MSc

Prólogo

Bienvenidos a "Adiós Asma": Una guía sobre el asma para el paciente y su familia. Esta guía ha sido creada con el propósito de brindar información clara y comprensible sobre el asma, una condición respiratoria común pero importante que afecta a personas de todas las edades.

Como neumólogo pediátrico y experto en asma, he tenido la oportunidad de trabajar de cerca con numerosas familias y pacientes que lidian con los desafíos diarios de esta condición. A lo largo de mi carrera, me he dado cuenta de la falta de educación y recursos adecuados para guiar a los pacientes y sus familias a conocer más sobre el asma. Estas páginas tienen como objetivo llenar ese vacío y proporcionar una guía completa que abarque desde la comprensión de los síntomas hasta el manejo y el cuidado diario del asma.

El asma puede generar preocupaciones e incertidumbre en las familias afectadas, pero también es importante destacar que hay esperanza. A través de esta guía informativa, espero brindarles las herramientas necesarias para comprender mejor el asma, su impacto en el cuerpo y cómo pueden colaborar con su equipo médico para optimizar el manejo y mejorar la calidad de vida.

Aquí encontrarán información detallada sobre los síntomas, los desencadenantes, el diagnóstico y las opciones de tratamiento disponibles. Exploraremos las terapias respiratorias y las técnicas de cuidado pulmonar que pueden ayudar a mantener una mejor salud respiratoria. También abordaremos los aspectos emocionales y psicológicos, así como la importancia de la educación y la adaptación en la vida cotidiana.

Además, esta guía les proporcionará valiosos recursos y enlaces a organizaciones especializadas en el asma, grupos de apoyo y comunidades en línea donde podrán encontrar respaldo y compartir experiencias con otras personas y familias que enfrentan el mismo desafío.

Mi objetivo final es empoderar a los pacientes y sus familias, brindándoles la información necesaria para tomar decisiones informadas y fomentando la colaboración con los profesionales médicos. Al entender mejor el asma y aprender a vivir con él, juntos podemos superar los desafíos y ofrecer una vida plena y saludable a todos aquellos afectados por esta condición.

Estoy encantado de unirme a ustedes en este viaje y espero que esta guía les brinde no solo la información necesaria, sino también el apoyo que necesitan para enfrentar el asma con confianza y esperanza. Aquí encontrarán recursos completos y conexiones con una comunidad solidaria que comprende sus desafíos y está lista para brindar apoyo. Recuerden que no están solos, estamos juntos en esto y juntos podemos encontrar fuerza y esperanza. ¡Adiós Asma, bienvenidos a un futuro lleno de resiliencia y una respiración plena!

Índice

Capítulo 1:
Introducción al Asma

Bienvenido al primer capítulo de esta guía que te llevará a entender a fondo el Asma. ¡Has tomado una decisión valiosa al embarcarte en este viaje de conocimiento sobre esta condición respiratoria! Estoy aquí para acompañarte y guiarte en cada paso del camino. Así que prepárate para adentrarte en el fascinante mundo del asma y descubrir todo lo que necesitas saber. ¡Prepárate para descubrir la esencia del asma y cómo podemos afrontar juntos esta condición respiratoria para llevar una vida plena y controlada!

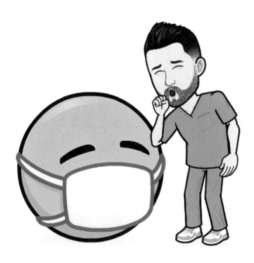

¿Qué es el asma? Una mirada detallada

El asma es una condición crónica que afecta las vías respiratorias, es decir, los conductos que permiten el paso del aire hacia nuestros pulmones. En personas con asma, estas vías respiratorias se inflaman y se vuelven más sensibles a ciertos desencadenantes, lo que provoca que se estrechen y dificulten el flujo de aire.

Esta respuesta exagerada del sistema respiratorio puede dar lugar a síntomas como dificultad para respirar, sibilancias, opresión en el pecho y tos, especialmente en las primeras horas de la mañana o por la noche. Estos síntomas pueden variar en intensidad y frecuencia de una persona a otra, y también pueden verse afectados por factores ambientales y emocionales.

El asma es una condición común, pero no debe subestimarse. Puede afectar a personas de todas las edades, desde niños pequeños hasta adultos mayores. Aunque no tiene cura, un manejo adecuado del asma puede permitir una vida plena y activa.

La Evolución del Asma a lo largo de la Historia:
La historia del asma es larga y compleja, ya que esta condición ha afectado a la humanidad durante siglos. A lo largo de la historia, el asma ha sido identificado y descrito en diversas culturas y civilizaciones, aunque con diferentes términos y comprensiones. A continuación, algunos hitos importantes en la historia del asma:

Los primeros registros históricos de síntomas asmáticos se remontan a la antigüedad. En textos médicos egipcios y babilónicos, se mencionan problemas respiratorios que se asemejan a los síntomas del asma. En la antigua Grecia, médicos como Hipócrates describieron la dificultad para respirar y las sibilancias como características del "pitismo", una condición que probablemente incluía casos de asma.

Durante la Edad Media, la comprensión del asma continuó evolucionando. Se consideraba una enfermedad misteriosa y se le atribuían causas sobrenaturales o malevolentes. Los tratamientos medievales para el asma a menudo involucraban rituales y amuletos para alejar los espíritus malignos.

En el siglo XVIII, se comenzó a utilizar el término "asma" para describir la enfermedad respiratoria caracterizada por dificultad para respirar y sibilancias. Durante el siglo XIX, la ciencia médica progresó y se observaron avances en el conocimiento y la comprensión del asma.

En el siglo XX, la investigación médica sobre el asma se intensificó, y se realizaron importantes descubrimientos en la fisiología y el tratamiento de la enfermedad. Se estableció la relación entre la inflamación de las vías respiratorias y los síntomas del asma, lo que llevó al desarrollo de medicamentos para controlar la inflamación y dilatar las vías respiratorias.

En la actualidad, el asma sigue siendo una de las enfermedades crónicas más comunes en todo el mundo. Se ha logrado un progreso significativo en el diagnóstico y tratamiento del asma, y se continúa investigando para mejorar la comprensión de la enfermedad y desarrollar terapias más efectivas.

A través de la historia, el asma ha sido una condición que ha afectado a innumerables individuos, inspirando investigaciones científicas y esfuerzos para mejorar la calidad de vida de aquellos que viven con esta enfermedad. Aunque aún no hay una cura definitiva para el asma, el manejo adecuado y el apoyo médico han permitido que muchas personas con asma lleven una vida plena y activa.

Descripción de cómo el asma afecta las vías respiratorias
El asma afecta las vías respiratorias de manera característica y distintiva. Para entender mejor cómo esta condición influye en nuestro sistema respiratorio, es fundamental conocer algunos aspectos clave:

En condiciones normales, las vías respiratorias son como tubos flexibles y elásticos que permiten el paso libre del aire hacia los pulmones. Sin embargo, en personas con asma, ciertos factores desencadenantes provocan una respuesta inflamatoria exagerada en estas vías, volviéndolas más sensibles y propensas a la irritación (Figura).

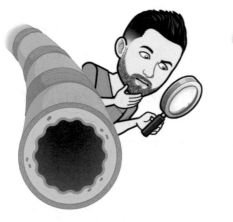 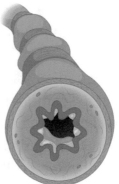

Via Aérea Normal   Via Aérea Inflamada
(Asma)

La inflamación resultante causa inflamación en la mucosa que recubre las vías respiratorias, así como una producción excesiva de mucosidad. Además, los músculos alrededor de las vías respiratorias pueden contraerse de forma exagerada, lo que se conoce como broncoconstricción.

Esta combinación de inflamación y broncoconstricción estrecha las vías respiratorias, lo que dificulta el paso del aire y provoca una serie de síntomas característicos del asma. La estrechez de las vías respiratorias puede variar en intensidad y puede ser reversible, es decir, los síntomas pueden mejorar con el tiempo o con la administración de medicamentos adecuados.

Cuando una persona con asma se expone a desencadenantes como alérgenos (polen, ácaros del polvo, caspa de mascotas, entre otros), irritantes (humo del tabaco, contaminación del aire) o infecciones respiratorias, las vías respiratorias se inflaman y estrechan aún más, lo que lleva a la aparición de síntomas como dificultad para respirar, sibilancias, tos y opresión en el pecho.

Es importante destacar que cada individuo puede reaccionar de manera diferente a los desencadenantes del asma, y la gravedad de los síntomas puede variar de una persona a otra. Por esta razón, el manejo del asma se basa en un enfoque personalizado y en la identificación de los desencadenantes específicos para cada paciente.

Exacerbantes que desencadenan los síntomas del asma

Los síntomas del asma pueden ser desencadenados o exacerbados por una variedad de factores. Es importante reconocer estos desencadenantes comunes para poder evitarlos y minimizar el riesgo de sufrir ataques de asma. Algunos de los exacerbantes más frecuentes incluyen:

Alergenos: Partículas en el aire que desencadenan respuestas alérgicas, como polen, ácaros del polvo, caspa de mascotas y hongos.

Infecciones respiratorias: Los virus respiratorios, como los resfriados, la gripe y las infecciones del tracto respiratorio inferior, pueden desencadenar síntomas asmáticos.

Contaminación del aire: El aire contaminado con humo, polvo, gases tóxicos y productos químicos puede agravar los síntomas del asma.

Humo del tabaco: Fumar o estar expuesto al humo de primera, segunda y tercera mano puede desencadenar ataques de asma y empeorar los síntomas en personas asmáticas.

Cambios climáticos: Las fluctuaciones en la temperatura y la humedad pueden afectar a algunas personas con asma.

Ejercicio físico: El ejercicio intenso o el esfuerzo físico pueden desencadenar síntomas asmáticos en algunas personas.

Estrés emocional: Las emociones fuertes, como el estrés, la ansiedad o el llanto, pueden influir en la aparición de síntomas del asma.

Irritantes en el hogar: Productos de limpieza con olores fuertes, ambientadores y aerosoles pueden empeorar los síntomas del asma.

Medicamentos: Algunos medicamentos, como aspirina o antiinflamatorios no esteroideos, pueden desencadenar síntomas asmáticos en personas sensibles.

Cambios hormonales: En algunas mujeres, los cambios hormonales durante el ciclo menstrual pueden afectar los síntomas del asma.

Es fundamental que las personas con asma reconozcan sus desencadenantes específicos y trabajen en conjunto con su equipo médico para desarrollar un plan de manejo individualizado. Evitar o reducir la exposición a estos exacerbantes puede ayudar a prevenir los ataques de asma y mantener una mejor calidad de vida.

En el Capítulo 1 de nuestra guía "Adiós Asma", hemos dado un paso significativo hacia el entendimiento del asma y su impacto en nuestras vidas. Hemos explorado desde su definición y síntomas característicos, hasta la historia que ha forjado su comprensión a lo largo del tiempo. Comprender la naturaleza del asma es esencial para poder enfrentarlo con valentía y determinación. ¡Gracias por acompañarnos en este viaje de conocimiento y esperanza! ¡Qué tal si seguimos aprendiendo en el capítulo 2 un poco más sobre los síntomas del asma!

Capítulo 2: Entendiendo los Síntomas del Asma

Bienvenido al Capítulo 2 de nuestra guía "Adiós Asma". En esta sección, aprenderemos sobre los síntomas que caracterizan esta condición respiratoria. Comprender en detalle cómo se manifiesta el asma es esencial para un manejo efectivo y para brindar el apoyo adecuado a quienes viven con esta condición. Desde los síntomas típicos en niños hasta las manifestaciones en adultos, exploraremos cada aspecto relevante para identificar y controlar el asma de manera integral. Acompáñanos en este viaje informativo y enriquecedor, mientras descubrimos los matices de los síntomas del asma y cómo podemos enfrentarlos juntos para una vida llena de respiros plenos y saludables.

Síntomas típicos del asma en niños

En los niños, el asma puede manifestarse de manera diferente que en los adultos. A continuación, exploraremos los síntomas típicos que los padres y cuidadores deben estar atentos para identificar el asma en los más pequeños:

Sibilancias o "Pitos": Las sibilancias son silbidos o pitidos audibles al respirar, especialmente durante la exhalación. En los niños con asma, las vías respiratorias estrechadas pueden generar este sonido distintivo.

Dificultad para respirar: Los niños con asma pueden mostrar signos de dificultad para respirar, como respiración rápida o superficiales, o retracciones de los espacios entre las costillas al respirar.

Tos persistente seca: La tos crónica es un síntoma común del asma en niños. Esta tos puede empeorar por la noche, temprano en la mañana o durante la actividad física.

Opresión en el pecho: Los niños con asma pueden quejarse de sentir opresión, presión o molestia en el pecho. Pueden sentir como si alguien estuviera abrazándolos fuertemente alrededor del pecho.

Dificultad para dormir: El asma puede interferir con el sueño de los niños, causando despertares nocturnos debido a la dificultad para respirar y tos.

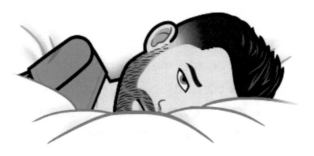

Fatiga y debilidad: Los síntomas del asma pueden llevar a una disminución de la energía y fatiga en los niños.

Cambios en el comportamiento: En algunos casos, el asma no solo afecta el sistema respiratorio, sino también el comportamiento del niño. Los niños pueden mostrarse irritables, ansiosos o retraídos debido a los síntomas y la incomodidad respiratoria.

Es fundamental que los padres y cuidadores estén atentos a estos síntomas y consulten a un profesional de la salud si sospechan que su hijo puede estar experimentando asma. Un diagnóstico temprano y un manejo adecuado del asma permitirán a los niños llevar una vida activa y saludable, asegurando que reciban el tratamiento y el apoyo necesarios para controlar su condición de manera efectiva.

Síntomas del asma en adultos

Los síntomas del asma pueden variar entre niños y adultos debido a diferencias fisiológicas y al desarrollo del sistema respiratorio. En los niños, el asma tiende a manifestarse con mayor frecuencia a través de síntomas como sibilancias audibles, tos persistente, dificultad para respirar y opresión en el pecho después de un virus. Estos síntomas pueden ser más notorios durante la noche o temprano en la mañana. Los niños también pueden experimentar cambios en su comportamiento debido a la incomodidad respiratoria.

En los adultos, los síntomas del asma pueden incluir al igual que en niños la presencia de sibilancias, tos persistente, dificultad para respirar y opresión en el pecho. Sin embargo, en los adultos, estos síntomas pueden ser más constantes y menos dependientes de la hora del día. Los adultos con asma también pueden experimentar fatiga y debilidad debido a la falta de aire y los síntomas respiratorios.

En ambos grupos de edad, los síntomas del asma pueden agravarse en presencia de desencadenantes como alérgenos, irritantes ambientales o infecciones respiratorias. Además, tanto en niños como en adultos, el asma puede requerir un manejo adecuado con medicamentos para controlar la inflamación y dilatar las vías respiratorias.

Es fundamental que tanto padres como adultos estén atentos a estos síntomas y busquen atención médica si sospechan que pueden tener asma. Un diagnóstico temprano y un enfoque de tratamiento adecuado permitirán a niños y adultos llevar una vida activa y saludable, asegurando que reciban el apoyo necesario para controlar su condición de manera efectiva.

Diferenciando entre episodios leves, moderados y severos de asma

Diferenciar entre episodios leves, moderados y severos de asma es fundamental para comprender la gravedad de la condición y tomar decisiones adecuadas en cuanto a su manejo y tratamiento. A continuación, explicaremos las características distintivas de cada tipo de episodio de asma:

Episodios Leves: En los episodios leves de asma, los síntomas pueden ser intermitentes y de menor intensidad. Los pacientes pueden experimentar tos ocasional, sibilancias leves y una ligera dificultad para respirar. Estos síntomas pueden desaparecer por sí solos o responder al uso de medicamentos de rescate, como broncodilatadores de acción rápida. Los episodios leves generalmente no interfieren significativamente con las actividades diarias del paciente.

Episodios Moderados: En los episodios moderados de asma, los síntomas se vuelven más notorios y persistentes. Los pacientes pueden experimentar tos frecuente, sibilancias más audibles y dificultad para respirar que afecta su capacidad para realizar actividades físicas o deportivas. Estos síntomas pueden requerir el uso más frecuente de medicamentos de rescate y pueden afectar el sueño y el bienestar general del paciente.

Episodios Severos: Los episodios severos de asma son los más preocupantes y requieren atención médica inmediata. Los síntomas son intensos y persistentes, con dificultad respiratoria significativa, tos severa y sibilancias audibles incluso sin esfuerzo físico. Los pacientes pueden mostrar signos de dificultad para hablar en oraciones completas debido a la falta de aire. Los episodios severos pueden ser potencialmente peligrosos y requieren tratamiento urgente con medicamentos broncodilatadores y esteroides para reducir la inflamación.

Es importante tener en cuenta que la gravedad de los episodios de asma puede variar en cada persona y en diferentes momentos. Los pacientes deben estar familiarizados con su plan de acción ante exacerbaciones y saber cuándo buscar atención médica de emergencia en caso de episodios severos o que no respondan al tratamiento habitual.

La importancia de reconocer los signos tempranos de un ataque de asma

Reconocer los signos tempranos de un ataque de asma es de vital importancia para poder tomar medidas preventivas y evitar que el episodio se vuelva más grave. Los ataques de asma pueden progresar rápidamente, por lo que estar alerta a los signos iniciales puede marcar la diferencia en el manejo efectivo de la condición. Algunos de los motivos por los que es esencial reconocer los signos tempranos de un ataque de asma son los siguientes:

Intervención temprana: Si se identifican los signos tempranos de un ataque de asma, se pueden tomar medidas de manera temprana, lo que puede ayudar a prevenir que los síntomas empeoren y evitar la necesidad de atención médica urgente.

Evitar complicaciones graves: Un ataque de asma no controlado puede llevar a complicaciones graves, como una disminución peligrosa de la función pulmonar o incluso la hospitalización. Reconocer los signos tempranos permite tomar medidas para evitar que el ataque progrese a una etapa más grave.

Mayor eficacia del tratamiento: Cuando se reconocen los signos tempranos de un ataque de asma, es más probable que el tratamiento sea efectivo. Esto incluye el uso oportuno de medicamentos de rescate y la implementación de un plan de acción personalizado para controlar los síntomas.

Reducción de la ansiedad: La anticipación y el reconocimiento temprano de los signos de un ataque de asma pueden reducir la ansiedad en pacientes y cuidadores. Saber cómo identificar y manejar los síntomas proporciona una mayor sensación de control sobre la condición.

Mejora de la calidad de vida: Al estar atentos a los signos tempranos de un ataque de asma, las personas con asma pueden tomar decisiones informadas y ajustar su manejo diario para prevenir exacerbaciones, lo que puede mejorar su calidad de vida en general.

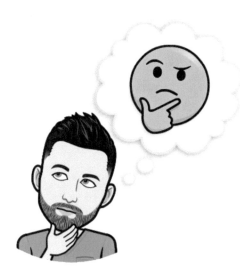

En conclusión, hemos explorado las diferencias entre episodios leves, moderados y severos, comprendiendo la importancia de reconocer los signos tempranos de un ataque de asma. Al conocer en detalle cómo se manifiesta esta condición respiratoria, estamos mejor preparados para tomar decisiones informadas y desarrollar un plan de acción personalizado que nos permita mantener el asma bajo control y disfrutar de una vida plena y activa.

Es crucial recordar que cada individuo con asma es único y puede experimentar síntomas de manera diferente. Por lo tanto, la comunicación abierta con el equipo médico y el seguimiento constante del plan de tratamiento son fundamentales para un manejo efectivo. Con el conocimiento adquirido en este capítulo y el apoyo adecuado, estamos preparados para enfrentar los desafíos del asma con valentía y determinación.

En el próximo capítulo, continuaremos profundizando en el diagnóstico de asma. ¡Sigamos respirando mejor y construyendo un futuro más saludable y libre de asma!

Capítulo 3: Diagnóstico del Asma en Niños

Bienvenidos al Capítulo 3 de nuestra guía: Adiós Asma. En esta sección, nos adentraremos en el proceso de diagnóstico del asma en los más pequeños, una etapa crucial para asegurar una atención y manejo adecuados de esta condición respiratoria. Acompáñanos en este capítulo mientras exploramos las pruebas y procedimientos que los profesionales de la salud utilizan para alcanzar un diagnóstico preciso y garantizar un futuro saludable para nuestros pequeños héroes.

¿Cómo se diagnostica el asma en pacientes pediátricos?
El diagnóstico del asma en pacientes pediátricos es un proceso complejo que requiere la colaboración entre los padres, los cuidadores y el equipo médico. A continuación, explicaremos las principales etapas y herramientas utilizadas en el diagnóstico del asma en niños:

Historia clínica y examen físico: El médico tomará una detallada historia clínica del niño, haciendo preguntas sobre los síntomas respiratorios, la frecuencia y duración de los episodios, así como los factores desencadenantes. Luego, se realizará un examen físico para evaluar la función respiratoria y detectar posibles signos de asma, como sibilancias o dificultad para respirar.

Evaluación de los síntomas: El médico analizará los síntomas del niño y su frecuencia. Los síntomas característicos del asma, como sibilancias, tos crónica, dificultad para respirar y opresión en el pecho, son cruciales para el diagnóstico.

Pruebas de función pulmonar: Las pruebas de función pulmonar, como la espirometría y la prueba de flujo máximo, son fundamentales para evaluar la función respiratoria del niño. Estas pruebas miden la cantidad de aire que el niño puede exhalar y la velocidad con la que lo hace, lo que ayuda a determinar si existe una obstrucción en las vías respiratorias característica del asma. Se pueden realizar a niños mayores de 5 años. Dependiendo de la capacidad para seguir instrucciones en algunos centros puede realizarse desde los 4 años.

Pruebas de provocación bronquial: En algunos casos, se pueden realizar pruebas de provocación bronquial para evaluar la reactividad de las vías respiratorias. Estas pruebas implican inhalar sustancias como el metacolina para provocar una respuesta asmática y confirmar el diagnóstico. Aunque por el riesgo de desencadenar un ataque de asma, las mismas no se usan tan frecuentemente hoy dia.

Registro de síntomas: El médico puede pedir a los padres que lleven un registro de los síntomas del niño, incluyendo la frecuencia y severidad de los episodios de dificultad respiratoria, para ayudar en el diagnóstico y seguimiento.

Eliminación de otras posibles causas: Es importante descartar otras condiciones que puedan presentar síntomas similares al asma, como infecciones respiratorias recurrentes o reflujo gastroesofágico.

El diagnóstico del asma en niños puede llevar tiempo, ya que los síntomas pueden ser intermitentes y difíciles de detectar. Con un diagnóstico temprano y un manejo adecuado, los niños con asma pueden llevar una vida activa y saludable, minimizando el impacto de la enfermedad en su bienestar y desarrollo.

Explorando las pruebas diagnósticas del asma

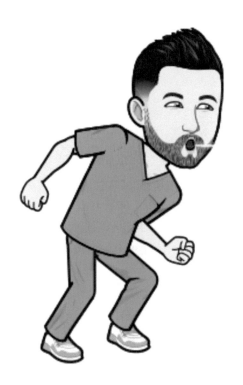

Espirometría básica: La espirometría básica es una prueba de función pulmonar que evalúa la capacidad respiratoria de una persona, y desempeña un papel fundamental en el diagnóstico y seguimiento del asma y otras enfermedades pulmonares.

Durante la espirometría básica, el paciente debe respirar a través de un dispositivo llamado espirómetro, que registra la cantidad y la velocidad del aire que inhala y exhala.

El procedimiento es simple y no invasivo. El paciente se sienta frente al espirómetro y coloca una boquilla o máscara alrededor de la boca. Luego, se le pide al paciente que realice varias maniobras respiratorias, incluyendo:

Inspiración profunda: El paciente debe inhalar profundamente y llenar sus pulmones de aire.

Exhalación forzada: A continuación, se le pide al paciente que exhale con fuerza y rapidez, expulsando todo el aire de los pulmones.

El espirómetro registra el volumen de aire exhalado y la velocidad a la que se produce la exhalación. Estos datos se utilizan para calcular diversos parámetros respiratorios, como el volumen espiratorio forzado en un segundo (FEV1), que es la cantidad de aire exhalado en el primer segundo de la espiración forzada, y la capacidad vital forzada (FVC), que es el volumen total de aire exhalado durante la espiración forzada completa.

En el contexto del asma, la espirometría básica es especialmente útil para evaluar la presencia de una obstrucción en las vías respiratorias, que es una característica distintiva de la enfermedad. Los resultados de la espirometría básica pueden ayudar al médico a determinar si existe una disminución en el FEV1 y si hay una respuesta positiva al uso de medicamentos broncodilatadores, lo que sugiere un posible diagnóstico de asma. Es una prueba segura y bien tolerada, que puede ser realizada tanto en adultos como en niños, y brinda información crucial para un manejo efectivo y personalizado del asma.

Los valores normales de la espirometría básica pueden variar según la edad, el sexo, la altura y otros factores individuales. Sin embargo, a modo general, los valores normales más comunes para adultos sanos son los siguientes:

FEV1: Representa la cantidad de aire que una persona puede exhalar en el primer segundo de una espiración forzada. Los valores normales suelen estar alrededor del 80-100% del valor predicho para la edad, altura y sexo.

FVC: Es el volumen total de aire que una persona puede exhalar de manera forzada después de una inhalación profunda. Los valores normales también están alrededor del 80-100% del valor predicho para la edad, altura y sexo.

Relación FEV1/FVC: Es la proporción entre el volumen espiratorio forzado en un segundo y la capacidad vital forzada. Se considera normal esta relación si es mayor o igual al 80%.

Flujo Espiratorio Forzado entre el 25% y el 75% de la FVC (FEF25-75%): Representa el flujo de aire durante la mitad de la exhalación forzada. Los valores normales están alrededor del 80% del valor predicho para la edad, altura y sexo.

Prueba de función pulmonar completa: La prueba de función pulmonar completa es un conjunto de exámenes que evalúan de manera exhaustiva la función respiratoria de una persona.

Se puede realizar en niños mayores de 10 años que puedan seguir las instrucciones de la prueba. Estas pruebas proporcionan información detallada sobre la capacidad pulmonar, la resistencia de las vías respiratorias y la eficiencia de la respiración. La prueba de función pulmonar completa incluye varios tipos de pruebas, siendo las más comunes las siguientes:

Espirometría: Es similar a la espirometría básica, pero en este caso se realizan múltiples maniobras respiratorias para medir diferentes parámetros pulmonares, como el volumen espiratorio forzado en un segundo (FEV1), la capacidad vital forzada (FVC) y la relación FEV1/FVC. Estos datos ayudan a evaluar la presencia de obstrucción de las vías respiratorias y la severidad del problema.

Prueba de capacidad pulmonar: Esta prueba mide la capacidad total de los pulmones para retener aire. Es útil para evaluar enfermedades pulmonares restrictivas que afectan la expansión de los pulmones.

Prueba de resistencia de las vías respiratorias: Esta prueba mide la resistencia de las vías respiratorias, que puede aumentar en enfermedades como el asma y la enfermedad pulmonar obstructiva crónica (EPOC).

Prueba de transferencia de monóxido de carbono (DLCO): Evalúa la capacidad de los pulmones para transferir oxígeno desde el aire inhalado a la sangre. Es útil para detectar enfermedades que afectan los alvéolos pulmonares, como la fibrosis pulmonar.

Prueba de volumen residual: Mide la cantidad de aire que queda en los pulmones después de una exhalación normal. Es útil para evaluar problemas de hiperinflación pulmonar, como en el asma.

La prueba de función pulmonar completa es realizada por personal entrenado y generalmente se lleva a cabo en un laboratorio especializado. Los resultados de estas pruebas proporcionan información valiosa para el diagnóstico y seguimiento de enfermedades pulmonares, así como para ajustar el tratamiento y evaluar la eficacia de las intervenciones terapéuticas. Estas pruebas son especialmente útiles en el diagnóstico y manejo del asma, la fibrosis pulmonar y otras afecciones respiratorias en niños y adultos.

¿Qué es la Oscilometría de Impulso (IOS)?

La oscilometría de impulso (IOS) es un tipo de prueba de función pulmonar no invasiva que se utiliza para evaluar la función respiratoria en pacientes, especialmente en niños y personas que tienen dificultades para realizar maniobras respiratorias forzadas, como los niños entre las edades de 3 a 5 años y los pacientes con discapacidades físicas o cognitivas.

Durante la oscilometría de impulso, el paciente se coloca una boquilla o una máscara en la boca y simplemente debe respirar normalmente mientras el equipo registra y analiza las oscilaciones en el flujo del aire respirado. Estas oscilaciones proporcionan información sobre la resistencia y la elasticidad de las vías respiratorias.

A diferencia de otras pruebas de función pulmonar, como la espirometría, la oscilometría de impulso no requiere una exhalación forzada o una colaboración activa del paciente. Esto la hace especialmente útil en niños pequeños o en personas con problemas de cooperación para realizar pruebas más convencionales.

La oscilometría de impulso puede proporcionar datos valiosos para evaluar la función pulmonar en diversas condiciones respiratorias, incluyendo el asma, la bronquitis crónica, la fibrosis y otras enfermedades pulmonares obstructivas o restrictivas. También puede ser útil para monitorear el efecto de los tratamientos en pacientes con enfermedades respiratorias crónicas.

Es importante destacar que la oscilometría de impulso es una herramienta complementaria a otras pruebas de función pulmonar, y el médico puede utilizarla en conjunto con otras pruebas para obtener una evaluación más completa de la función respiratoria del paciente. En general, esta prueba es segura, rápida y bien tolerada, lo que la convierte en una opción útil en el diagnóstico y seguimiento de enfermedades pulmonares en diferentes grupos de pacientes.

Reto de ejercicio para diagnóstico de asma

El reto de ejercicio es una prueba diagnóstica que se utiliza para evaluar la función pulmonar y detectar la presencia de asma inducida por el ejercicio. Esta prueba es especialmente útil en aquellos pacientes cuyos síntomas de asma son desencadenados o empeoran durante o después de la actividad física.

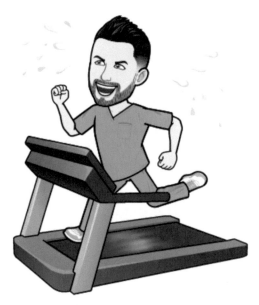

Durante el reto del ejercicio, el paciente realiza una actividad física moderada o intensa, como correr en una trotadora o andar en bicicleta, mientras se mide su función pulmonar antes, durante y después del ejercicio. El objetivo es observar si la actividad física provoca una obstrucción de las vías respiratorias y una disminución en la función pulmonar, lo que indica una respuesta asmática al ejercicio.

El médico monitorea los síntomas del paciente durante la prueba y realiza mediciones de la función pulmonar para evaluar cualquier cambio significativo en la función respiratoria. Si se observa una disminución en la capacidad respiratoria o una respuesta positiva al ejercicio, es un indicio de que el paciente puede tener asma inducida por el ejercicio.

El reto de ejercicio se considera positivo para el diagnóstico de asma si hay una disminución en el FEV1 de al menos el 10-15% o más después del ejercicio. Es decir, si el FEV1 disminuye en un 10-15% o más en comparación con el valor basal medido antes del ejercicio, se considera un resultado positivo y sugiere la presencia de asma inducida por el ejercicio.

Es importante mencionar que el reto del ejercicio debe ser realizado bajo la supervisión de un profesional de la salud en un entorno controlado, ya que el ejercicio intenso puede llevar a situaciones potencialmente peligrosas en pacientes con asma no controlada. Sin embargo, cuando se realiza adecuadamente, esta prueba puede proporcionar información valiosa para el diagnóstico y manejo del asma inducida por el ejercicio, y ayudar al médico a desarrollar un plan de tratamiento efectivo para el paciente.

Prueba de exhalación de óxido nítrico (FeNO)

La prueba de exhalación de óxido nítrico (FeNO) es una herramienta no invasiva que se utiliza para evaluar la inflamación de las vías respiratorias en pacientes con asma. Durante esta prueba, el paciente exhala lentamente a través de una boquilla mientras se mide la concentración de óxido nítrico en el aire exhalado.

El óxido nítrico es un gas producido de forma natural en los pulmones y está relacionado con la inflamación de las vías respiratorias. En el caso del asma, cuando las vías respiratorias están inflamadas, se produce una mayor cantidad de óxido nítrico. Por lo tanto, la medición de los niveles de óxido nítrico en el aire exhalado puede proporcionar información sobre el grado de inflamación en las vías respiratorias y ayudar en el diagnóstico y seguimiento del asma.

La prueba de exhalación de óxido nítrico es especialmente útil para evaluar la inflamación de las vías respiratorias eosinofílica, que es un tipo de inflamación común en el asma alérgica. También puede ayudar a diferenciar el asma de otras condiciones respiratorias con síntomas similares.

Es una prueba segura y no dolorosa que se puede realizar en niños y adultos. Sin embargo, es importante tener en cuenta que los niveles de óxido nítrico pueden variar según diversos factores, como la edad, el sexo, la altura, la raza y la exposición a alérgenos. Por lo tanto, la interpretación de los resultados debe realizarse en conjunto con la evaluación clínica y otras pruebas de función pulmonar. A modo general, los valores normales de la prueba de exhalación de óxido nítrico suelen estar en el rango de 5 a 25 partes por billón (ppb) en adultos y adolescentes, y en el rango de 5 a 20 ppb en niños más jóvenes.

Valores por encima de los rangos normales pueden indicar una inflamación de las vías respiratorias, lo cual es característico del asma alérgica o eosinofílica. Por ejemplo, si los niveles de óxido nítrico en el aire exhalado superan los 25 ppb en adultos o adolescentes, o los 20 ppb en niños más jóvenes, puede ser indicativo de una inflamación más pronunciada en las vías respiratorias.

La prueba de exhalación de óxido nítrico es una herramienta útil en el diagnóstico y manejo del asma, y puede ayudar al médico a personalizar el tratamiento y controlar la inflamación de las vías respiratorias para mejorar el control de los síntomas en pacientes con asma.

Capítulo 4:
Plan de Acción para el Asma

En este capítulo, abordaremos la importancia de contar con un plan de acción bien estructurado y personalizado para el manejo efectivo del asma. Un plan de acción para el asma es una herramienta esencial que empodera a los pacientes y sus familias para tomar medidas informadas y rápidas ante cualquier cambio en los síntomas o desencadenantes de la enfermedad. Aprenderemos a crear un plan adaptado a cada individuo, identificando las acciones específicas a seguir en caso de exacerbaciones y en situaciones de rutina. ¡Comencemos a construir juntos un plan sólido que permita un control óptimo del asma y una mejor calidad de vida para todos los afectados por esta condición!

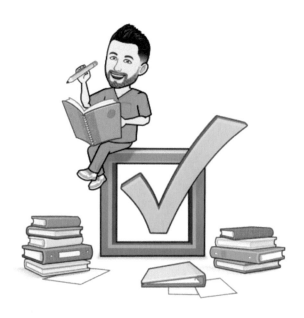

Elaboración de un plan de acción para el asma en niños
El plan de acción para el asma en niños es una herramienta vital para el manejo efectivo de la enfermedad y la promoción de la autonomía en los más pequeños. Este plan debe ser creado en colaboración con el médico del niño y adaptado a las necesidades específicas de cada niño y su familia.

Para elaborar un plan de acción, es fundamental tener en cuenta los siguientes elementos:

Información personal del niño: Incluye datos relevantes como el nombre, la edad, los contactos de emergencia y cualquier alergia conocida.
Identificación de desencadenantes: Enumera los posibles factores desencadenantes del asma del niño, como alérgenos, infecciones respiratorias, ejercicio físico o cambios climáticos.

Medicamentos: Detalla los medicamentos que el niño debe tomar para controlar el asma, incluyendo dosis, frecuencia y vía de administración. También se pueden incluir medicamentos de rescate, como broncodilatadores, para aliviar los síntomas en caso de un episodio agudo.

Indicadores de control: Establece parámetros para evaluar el control del asma, como la frecuencia de los síntomas, la capacidad para realizar actividades diarias y los resultados de las pruebas de función pulmonar. Estos indicadores ayudarán a identificar si el asma está bajo control o si se requiere un ajuste en el tratamiento.

Plan de acción en caso de exacerbaciones: Describe las acciones específicas a seguir si el niño presenta síntomas de empeoramiento del asma. Esto puede incluir aumentar la dosis de medicamentos de control, usar medicamentos de rescate o buscar atención médica de urgencia.

Contactos de emergencia: Proporciona los números de teléfono de los médicos, hospitales o centros de atención de urgencias para casos de emergencia.

Educación para la familia y el niño: Asegúrate de que la familia y el propio niño comprendan el plan de acción y sepan cómo seguirlo correctamente. Brinda información sobre la importancia del cumplimiento del tratamiento, la identificación de los desencadenantes y las medidas preventivas para evitar exacerbaciones.

¿Qué significan las zonas verde, amarilla y roja?
Las zonas verde, amarilla y roja son parte de un plan de acción para el asma que ayuda a los pacientes y sus cuidadores a identificar el nivel de control del asma y las medidas a tomar en función de los síntomas y la gravedad de la enfermedad. Estas zonas se utilizan para clasificar el estado del asma y proporcionar una guía clara sobre cómo actuar en cada situación.

Zona Verde: Esta es la zona de control. En la zona verde, el asma está bien controlada y los síntomas son mínimos o inexistentes. El niño puede realizar sus actividades diarias sin dificultad y no presenta exacerbaciones. En esta zona, se deben seguir las pautas de tratamiento de mantenimiento establecidas por el médico.

Zona Amarilla: Esta es la zona de precaución o advertencia. En la zona amarilla, el asma puede estar empeorando, y los síntomas pueden estar aumentando levemente. Pueden aparecer signos de inflamación de las vías respiratorias, como tos, sibilancias o dificultad para respirar. En esta zona, el plan de acción puede incluir ajustar la 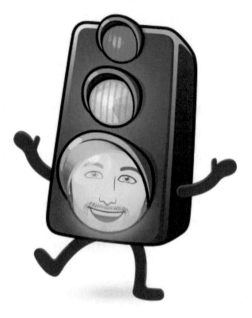 dosis de medicamentos de control o agregar medicamentos de rescate según lo indicado en el plan. También se deben seguir medidas preventivas y evitar los desencadenantes conocidos.

Zona Roja: ¡Ayuda ahora! Esta es la zona de peligro o emergencia. En la zona roja, el asma está descontrolada y los síntomas son severos. Pueden aparecer síntomas como dificultad respiratoria extrema, sibilancias audibles, uso excesivo de medicamentos de rescate sin mejoría o interferencia en las actividades diarias. En esta zona, es necesario tomar medidas urgentes, que pueden incluir administrar medicamentos de rescate, buscar atención médica de urgencia o llamar al médico o al servicio de emergencias.

Recuerda que el plan de acción para el asma debe ser revisado y actualizado periódicamente en función del estado de salud del niño y los cambios en su condición. Es fundamental que la familia y el niño se sientan seguros y empoderados para manejar el asma de manera efectiva, y el plan de acción juega un papel clave en este objetivo. Consulta siempre con el médico del niño si tienes alguna duda o inquietud respecto al plan de acción y el tratamiento del asma en el caso particular del niño.

Ejemplo del plan de acción del Departamento de Salud de Puerto Rico

GOBIERNO DE PUERTO RICO
Departamento de Salud

Plan de Acción del Asma

Llene en letra de molde.

Nombre del paciente:	Fecha de nacimiento: ___ / ___ / ___	Fecha de vigencia: ___ / ___ / ___

Clasificación de gravedad:	☐ Intermitente	☐ Persistente leve	☐ Persistente moderado	☐ Persistente severo

Mejor Marca personal del *Peak Flow*: _____ *L/min*   ☐ N/A   *Todo niño debe utilizar su cámara espaciadora al usar un inhalador o pompa.

ZONA VERDE: ESTÁ BAJO CONTROL

Respiras bien, sin tos ni sibilancias, puedes jugar, duermes bien durante la noche.
Flujo espiratorio máximo: _____ (es más del 80% de la mejor marca personal)

Medicamento diario	Concentración			Cuánto y cuándo usar
☐ Advair® HFA	☐ 45mcg	☐ 115mcg	☐ 230mcg	____ inhalación(es) ____ vez/veces al día
☐ Flovent®	☐ 44mcg	☐ 110mcg	☐ 220mcg	____ inhalación(es) ____ vez/veces al día
☐ Flovent® Diskus®	☐ 50mcg	☐ 100mcg	☐ 250mcg	____ inhalación(es) ____ vez/veces al día
☐ Pulmicort Respules® (Budesonide)	☐ 0.25mg	☐ 0.5mg	☐ 1.0mg	____ unidad(es) nebulizada(s) ____ vez/veces al día
☐ Pulmicort Flexhaler®	☐ 90mcg	☐ 180mcg		____ inhalación(es) ____ vez/veces al día
☐ Singulair (Montelukast)	☐ 4mg	☐ 5mg	☐ 10mg	1 pastilla en la noche
☐ Otros: _____				

Recuerde enjuagarse la boca después de usar sus medicamentos.

Antes de Actividad física: ☐ N/A
☐ Usa albuterol o levalbuterol ____ inhalaciones, 15 minutos antes de la actividad.

ZONA AMARILLA: PRECAUCIÓN

Podrías tener algunos problemas de respiración, tos, sibilancias y/o pecho apretado, problemas para jugar y te despiertas durante la noche.
Flujo espiratorio máximo: _____ (está entre 50% y 79% de la mejor marca personal)

CONTINUAR CON LOS MEDICAMENTOS DE LA ZONA VERDE Y AÑADIR:

Medicamento	Concentración		Cuánto y cuándo usar
☐ Albuterol	90mcg		____ inhalación(es) inmediatamente
☐ Albuterol	☐ 1.25mg/3mL	☐ 2.5mg/3mL	____ unidad(es) nebulizada(s) inmediatamente
☐ Otros: _____			

El niño(a) se debe sentir mejor dentro de 20 a 60 minutos del tratamiento de alivio rápido (albuterol). Continúe administrando el medicamento cada _____ horas.
Si el niño/a empeora o está en la zona amarilla durante más de 24 horas, siga las instrucciones de la ZONA ROJA.

ZONA ROJA: ¡CONSIGA AYUDA AHORA!

Podrías tener respiración rápida; no puedes parar de toser; dificultad para respirar, caminar, hablar o jugar por falta de aire; costillas visibles.
Flujo espiratorio máximo: _____ (es menos del 50% de la mejor marca personal)

¡ADMINISTRE EL MEDICAMENTO DE ALIVIO RÁPIDO AHORA!

Medicamento	Concentración		Cuánto y cuándo usar
☐ Albuterol	90mcg		____ inhalación(es) inmediatamente
☐ Albuterol	☐ 1.25mg/3mL	☐ 2.5mg/3mL	____ unidad(es) nebulizada(s) inmediatamente
☐ Otros: _____			

VAYA A SALA DE EMERGENCIAS/URGENCIAS O LLAME AL 911 si no mejora después de 15 min de tratamiento o si presenta las siguientes señales de peligro: sigue en la zona roja después de 15 minutos, tiene labios y uñas azules o presenta dificultad para respirar. Continúe administrando el medicamento cada 15 minutos hasta recibir asistencia.

Personal escolar: Siga las instrucciones de *Antes Actividad Física* en la *Zona Verde*, y las instrucciones de la *Zona Amarilla* y la *Zona Roja*.

PROVOCADORES:
*Ningún niño debe estar expuesto al humo de cigarrillo o cigarrillo electrónico

Marque todos los factores que provocan el asma del paciente:
☐ Catarro
☐ Actividad física o Ejercicios
☐ Alergias
○ Ácaros, polvo, peluches, alfombras
○ Polen
○ Hongos
○ Mascotas
○ Plagas (cucarachas)
☐ Olores irritantes (perfumes, productos de limpieza)
☐ Temperaturas extremas- caliente o fría
☐ Polvo del Sahara, contaminación del aire o humo
☐ Emociones fuertes
☐ Alimentos: _____
_____
☐ Otros: _____
_____

Proveedor de atención médica:

Nombre:	Teléfono: ( ) - -
Firma:	NPI:	Fecha: ___ / ___ / ___

Solo para menores:
☐ Este estudiante es capaz y se le ha enseñado el método correcto para que se administre los medicamentos inhalados no nebulizados nombrados arriba, según la Ley 56 de 2006, el Reglamento 9224 de octubre 2020 y la Orden Administrativa 473 de diciembre 2020.
☐ Este estudiante no tiene la aprobación para automedicarse.

Padre/tutor:
☐ No ☐ Sí: Autorizo que un enfermero escolar le administre a mi hijo(a) sus medicamentos indicados en el plan de acción.
☐ No ☐ Sí: Autorizo a que mi hijo(a) pueda llevar y auto-administrarse su inhalador de alivio rápido en la escuela.

Nombre del padre/madre o encargado:	Teléfono: ( ) - -
Firma:	Fecha: ___ / ___ / ___

*Este plan de acción tiene una vigencia de un año. Sin embargo, si se realiza un cambio en tratamiento, este pierde la vigencia y se debe realizar un nuevo plan.
REVISADO EN MAYO DE 2021

Referencia: https://www.salud.pr.gov/CMS/DOWNLOAD/5928

Reconocer cuándo buscar atención médica

Es fundamental que los pacientes con asma y sus cuidadores reconozcan cuándo buscar atención médica de urgencia para garantizar una pronta intervención y evitar complicaciones graves. A continuación, se enumeran algunas situaciones en las que se debe buscar atención médica de inmediato:

Dificultad para respirar severa: Si el niño tiene dificultad para respirar intensa o persistente, especialmente si se acompaña de sibilancias audibles, esto puede indicar un episodio agudo de asma y debe ser evaluado por un médico de inmediato.

Uso frecuente de medicamentos de rescate sin mejoría: Si el niño necesita usar frecuentemente los medicamentos de rescate (como broncodilatadores) y no experimenta mejoría en los síntomas, es necesario buscar atención médica para evaluar la eficacia del tratamiento actual y realizar ajustes si es necesario.

Dificultad para hablar o caminar debido a la falta de aire: Si el niño tiene dificultades para hablar o caminar debido a la falta de aire, es una señal de advertencia de un episodio grave de asma y se debe buscar atención médica de urgencia.

Labios o uñas azulados: Si el niño presenta labios o uñas azulados, esto puede indicar una disminución significativa en el nivel de oxígeno en sangre y requiere atención médica inmediata.

Agotamiento o confusión: Si el niño muestra signos de agotamiento extremo o confusión, esto puede ser una señal de que el asma está causando una tensión significativa en el cuerpo y se necesita atención médica urgente.

Episodio de asma no controlado con medicamentos habituales: Si el niño experimenta un episodio de asma que no se controla con los medicamentos de rescate habituales o que empeora a pesar del tratamiento, es esencial buscar atención médica para una evaluación más completa y un manejo adecuado.

Falta de respuesta al plan de acción: Si el asma del niño no responde al plan de acción establecido previamente, se debe buscar atención médica para reevaluar el plan y realizar cambios si es necesario.

Recuerda que es importante estar familiarizado con el plan de acción para el asma y seguir las indicaciones específicas para cada situación. Siempre es recomendable comunicarse con el médico del niño para recibir orientación y asegurarse de que se tomen las medidas adecuadas en caso de que se presenten síntomas preocupantes o exacerbaciones del asma. No dudes en buscar atención médica de urgencia si consideras que la situación lo requiere, ya que un manejo oportuno puede marcar la diferencia en el control del asma y prevenir complicaciones severas.

Capítulo 5: Medicamentos e Inhaladores para el Asma

En este capítulo, exploraremos en detalle los diferentes tipos de medicamentos utilizados en el tratamiento del asma, así como los inhaladores y dispositivos de administración que facilitan la entrega de los medicamentos directamente a las vías respiratorias. Comprender cómo funcionan estos medicamentos y cómo usar los inhaladores de manera adecuada es fundamental para lograr un control óptimo del asma y mejorar la calidad de vida de los pacientes. A lo largo de estas páginas, aprenderemos sobre los medicamentos de control y de rescate, y cómo se utilizan para controlar los síntomas y prevenir exacerbaciones. Además, proporcionaremos consejos prácticos sobre el uso correcto de los inhaladores, la importancia del cumplimiento del tratamiento y cómo hablar con el médico para asegurarse de recibir el plan de tratamiento más adecuado para cada caso particular. ¡Vamos a adentrarnos en el fascinante mundo de los medicamentos e inhaladores para el asma y descubrir cómo tomar el control de esta condición respiratoria juntos!

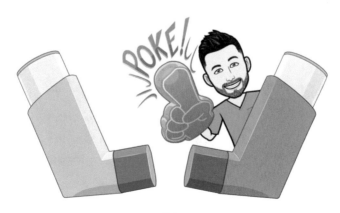

Medicamentos comunes para el asma

Existen varios tipos de medicamentos utilizados en el tratamiento del asma. Los medicamentos para el asma se dividen generalmente en dos categorías principales: medicamentos de control y medicamentos de rescate. A continuación, se presentan algunos de los medicamentos comunes utilizados en el manejo del asma:

Medicamentos de control:

Corticosteroides inhalados: Son el pilar del tratamiento de control para el asma. Reducen la inflamación en las vías respiratorias y ayudan a prevenir los síntomas. Se utilizan de manera regular y a largo plazo para mantener el asma bajo control.

Broncodilatadores de acción prolongada: Estos medicamentos también se inhalan y se usan junto con los corticosteroides inhalados. Ayudan a relajar los músculos de las vías respiratorias, lo que facilita la respiración.

Modificadores de Leucotrieno: Son medicamentos orales que bloquean los efectos de los leucotrienos, sustancias que pueden causar inflamación en las vías respiratorias.

Inhibidores de inmunoglobulina E (IgE): Estos medicamentos se administran por inyección y están diseñados para bloquear la acción del IgE, una sustancia que desencadena la respuesta alérgica en las vías respiratorias.

Medicamentos de rescate:

Broncodilatadores de acción rápida: También conocidos como medicamentos de alivio o de rescate, se utilizan para aliviar rápidamente los síntomas agudos del asma, como la dificultad para respirar y las sibilancias.

Es importante que los pacientes con asma sigan las indicaciones de su médico sobre el uso adecuado de los medicamentos y la frecuencia de administración. Algunos medicamentos se toman regularmente para mantener el asma bajo control, mientras que otros se utilizan solo cuando sea necesario para aliviar los síntomas agudos. Cada paciente puede requerir una combinación específica de medicamentos, y el plan de tratamiento debe ser individualizado según la gravedad y el control del asma en cada caso. Es fundamental que los pacientes estén educados sobre sus medicamentos, su función y efectos secundarios potenciales, y que se adhieran adecuadamente al plan de tratamiento para lograr un manejo efectivo del asma y prevenir exacerbaciones.

Uso adecuado de inhaladores y otros dispositivos

El uso adecuado de inhaladores y otros dispositivos de administración es esencial para asegurar que los medicamentos lleguen a las vías respiratorias y sean efectivos en el tratamiento del asma. A continuación, se presentan algunos consejos para el uso correcto de inhaladores y otros dispositivos:

Inhaladores de dosis medida (MDI): Pasos a seguir (Escanear Código QR)

1. Agitar el inhalador antes de usarlo.
2. Exhalar completamente antes de inhalar el medicamento.
3. Colocar el inhalador entre los labios y sellar los labios alrededor de la boquilla.
4. Comenzar a inhalar lenta y profundamente a medida que se presiona el inhalador.
5. Mantener la respiración durante unos 10 segundos para permitir que el medicamento llegue a las vías respiratorias más profundas.
6. Recuerda debes cepillarte los dientes al finalizar tu tratamiento.

Versión adaptada para niños que no pueden mantener la respiración durante 10 segundos. (Escanear Código QR)

1. Agita el inhalador antes de usarlo.
2. Coloca el inhalador entre tus labios, formando un sello suave con ellos.
3. Presionar el inhalador y empieza a inhalar lenta y profundamente mientras papá o mamá cuentan del 1 al 10.
4. Recuerda debes cepillarte los dientes al finalizar tu tratamiento.

Inhaladores de polvo seco (DPI): (Escanear Código QR)

1. No es necesario agitarlos antes de usarlos.
2. Colocar el inhalador en la boca y sellar los labios firmemente alrededor del dispositivo.

3. Inhalar de manera rápida y profunda para activar la liberación del medicamento.
4. Evitar soplar en el inhalador después de inhalar, ya que esto puede afectar la dosis administrada.

Cámara espaciadora o espaciador:

Los espaciadores son dispositivos que se acoplan al inhalador para ayudar a que el medicamento se inhale de manera más efectiva. Colocar el inhalador en la parte posterior del espaciador y luego inhalar a través de la boquilla del espaciador. En niños siempre debemos utilizarlos.

Nebulizadores:

Los nebulizadores son dispositivos que convierten los medicamentos líquidos en una terapia nebulizada que se inhala a través de una máscara facial o una boquilla.
1. Asegurarse de que la máscara facial o boquilla esté colocada adecuadamente y formar un sello alrededor de la boca y nariz.

2. Respirar normal y lentamente durante la administración del medicamento.

Es importante que los pacientes reciban una adecuada educación sobre el uso de los inhaladores y dispositivos por parte de su médico o profesional de la salud. Practicar frente a un

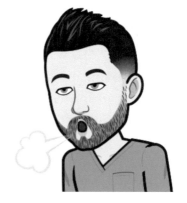

profesional de la salud puede ayudar a asegurarse de que se está usando correctamente. Además, es fundamental mantener los dispositivos limpios y seguir las indicaciones del fabricante para su mantenimiento.

Recuerda que el uso adecuado de los inhaladores y otros dispositivos es esencial para garantizar que los medicamentos lleguen a las vías respiratorias y sean efectivos en el tratamiento del asma. Un buen manejo de los dispositivos de inhalación contribuirá a un mejor control del asma y una mejor calidad de vida para los pacientes.

Escaneé el código QR para aprender cómo utilizar un nebulizado correctamente.

Comprender la importancia de seguir el tratamiento

Comprender la importancia de seguir el tratamiento es esencial para el manejo efectivo del asma y para asegurar una mejor calidad de vida. Aquí te explicamos por qué es tan importante seguir las indicaciones de tu médico y cumplir con el plan de tratamiento:

> **Control del asma:** Seguir el tratamiento de manera constante y adecuada ayuda a mantener el asma bajo control. Los medicamentos de control, como los corticosteroides inhalados, reducen la inflamación en las vías respiratorias y previenen los síntomas. Cumplir con el tratamiento evita la aparición de síntomas frecuentes o severos y disminuye el riesgo de exacerbaciones.

Prevención de exacerbaciones: Al seguir el tratamiento, puedes reducir la frecuencia y la gravedad de las exacerbaciones o ataques de asma. Esto te permitirá llevar una vida más activa y participar en tus actividades diarias sin interrupciones innecesarias.

Mejora de la función pulmonar: Los medicamentos de control ayudan a mantener las vías respiratorias abiertas y a mejorar la función pulmonar a largo plazo. Esto te permitirá respirar con mayor facilidad y eficiencia.

Reducción del uso de medicamentos de rescate: Cumplir con el tratamiento de control puede reducir la necesidad de usar medicamentos de rescate, como los broncodilatadores de acción rápida. Esto significa que estarás menos expuesto a efectos secundarios y tendrás un manejo más efectivo del asma.

Prevención de complicaciones: El asma mal controlada puede llevar a complicaciones graves, como daño pulmonar a largo plazo. Siguiendo el tratamiento, puedes evitar estas complicaciones y mantener tus pulmones más sanos.

Mejora de la calidad de vida: Mantener el asma bajo control te permitirá sentirte mejor, más enérgico y activo. Tendrás menos limitaciones en tus actividades diarias y podrás disfrutar de una mejor calidad de vida en general.

¿Qué es un medidor de flujo?

El medidor de flujo es un dispositivo portátil y fácil de usar que mide la velocidad a la que el aire es expulsado de los pulmones al exhalar con fuerza. También conocido como medidor de pico de flujo, es una forma simple pero efectiva de evaluar la función pulmonar de una persona y detectar cambios en el flujo de aire.

¿Cómo se utiliza el medidor de flujo?

El uso del medidor de flujo es sencillo y se puede realizar en casa. Alienta a los pacientes a realizar mediciones diarias del flujo máximo de aire al exhalar, lo que se conoce como el "pico de flujo espiratorio" o PFE. Estas mediciones se registran en un gráfico llamado "gráfico de flujo", que  permite a los pacientes y sus médicos seguir la tendencia de la función pulmonar y detectar posibles cambios o exacerbaciones del asma.

Importancia del medidor de flujo en el manejo del asma
El medidor de flujo es una herramienta vital en el manejo del asma, ya que proporciona información en tiempo real sobre la salud respiratoria de un paciente. Permite a los pacientes y a sus médicos detectar signos tempranos de empeoramiento del asma, lo que puede ayudar a prevenir ataques graves y mejorar la calidad de vida del paciente.

Además, el medidor de flujo es especialmente útil para los pacientes asmáticos que tienen dificultades para reconocer los cambios en sus síntomas, ya que proporciona una medida objetiva y cuantitativa de la función pulmonar. También puede ayudar a identificar factores desencadenantes específicos y evaluar la efectividad de los tratamientos y medicamentos.

Recuerda que el asma es una condición crónica que requiere un manejo a largo plazo. Es importante que sigas las indicaciones de tu médico en cuanto a la dosificación y la frecuencia de tus medicamentos, y que asistas a tus citas de seguimiento regularmente. Si tienes alguna duda o preocupación sobre tu tratamiento, no dudes en hablar con tu médico. Juntos, trabajaremos para encontrar el mejor plan de tratamiento que se adapte a tus necesidades y te ayude a mantener el asma bajo control. ¡Con un buen manejo y tu compromiso, puedes disfrutar de una vida activa y saludable sin dejar que el asma te detenga!

Capítulo 6:
Manejo de Alergias y Asma

Bienvenido al Capítulo 6 de nuestra guía. En este capítulo, exploraremos la relación entre las alergias y el asma, dos condiciones respiratorias que a menudo están interconectadas. Entender cómo las alergias pueden desencadenar o empeorar los síntomas del asma es fundamental para un manejo efectivo de ambas condiciones. A lo largo de estas páginas, exploraremos las diferentes alergias comunes que pueden afectar a las vías respiratorias y cómo el tratamiento adecuado puede ayudar a mejorar los síntomas del asma. También aprenderemos sobre las medidas de prevención y los cambios en el estilo de vida que pueden ayudar a reducir la exposición a los alérgenos y mejorar la calidad de vida de los pacientes con asma y alergias. ¡Prepárate para descubrir cómo manejar eficazmente las

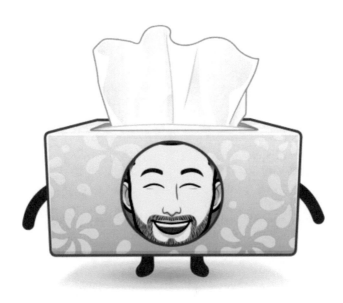

alergias y el asma y cómo tomar el control de tu salud respiratoria para una vida más saludable y activa!

La relación entre alergias y asma

La relación entre alergias y asma es un tema importante para entender cómo estas dos condiciones respiratorias pueden estar interconectadas. Muchas personas con asma también tienen alergias, y en algunos casos, las alergias pueden desempeñar un papel significativo en el desarrollo o empeoramiento de los síntomas del asma.

Las alergias ocurren cuando el sistema inmunológico del cuerpo reacciona exageradamente ante sustancias inofensivas, como el polen, los ácaros del polvo, los pelos de mascotas o los hongos. Cuando una persona alérgica entra en contacto con estos alérgenos, el sistema inmunológico libera sustancias químicas, que pueden desencadenar una reacción alérgica. Esta reacción alérgica puede afectar las vías respiratorias y desencadenar síntomas como estornudos, secreción nasal, picazón en los ojos y tos.

En algunas personas, la exposición a alérgenos también puede desencadenar síntomas de asma. Las sustancias químicas liberadas durante una reacción alérgica pueden causar inflamación en las vías respiratorias y estrecharlas, lo que dificulta la respiración y puede llevar a sibilancias, opresión en el pecho y dificultad para respirar.

Es importante tener en cuenta que no todas las personas con asma tienen alergias, y no todas las personas alérgicas desarrollan asma. Sin embargo, para aquellos que tienen ambas condiciones, el manejo adecuado de las alergias puede ser crucial para mantener el asma bajo control. Esto implica identificar los alérgenos que desencadenan los síntomas y tomar medidas para reducir la exposición a ellos. Además, los medicamentos antialérgicos y los medicamentos de control del asma pueden ser utilizados en conjunto para tratar tanto las alergias como el asma y mejorar la calidad de vida del paciente.

Efecto del polvo del Sahara en el asma y las alergias

El polvo del Sahara puede tener un impacto significativo en las personas que tienen asma y alergias. Las partículas de polvo y arena que son transportadas por los vientos desde el desierto del Sahara pueden contener alérgenos y sustancias irritantes que afectan las vías respiratorias y desencadenan síntomas en aquellos con asma y sensibilidades alérgicas.

Para las personas con asma, la exposición al polvo del Sahara puede desencadenar o empeorar los síntomas respiratorios. Las partículas finas de polvo pueden irritar las vías respiratorias y desencadenar inflamación, lo que puede provocar síntomas como sibilancias, tos, dificultad para respirar y opresión en el pecho. También puede aumentar el riesgo de experimentar ataques de asma en personas que ya tienen la condición.

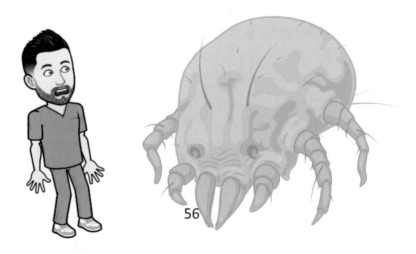

En cuanto a las alergias, el polvo del Sahara puede transportar alérgenos como el polen, los ácaros del polvo y los hongos, que son conocidos por desencadenar reacciones alérgicas en algunas personas. Cuando estas partículas alergénicas se inhalan, pueden provocar síntomas alérgicos como estornudos, picazón en los ojos y secreción nasal en personas sensibles.

Si experimentas síntomas de asma o alergias durante eventos de alta concentración de polvo del Sahara, es importante buscar atención médica para recibir el tratamiento adecuado y manejar los síntomas de manera efectiva. Con precauciones adecuadas y un buen manejo del asma y las alergias, puedes minimizar el impacto del polvo del Sahara en tu salud respiratoria y bienestar general.

Estrategias para controlar las alergias y reducir los síntomas del asma.

Para controlar las alergias y reducir los síntomas del asma, es importante adoptar estrategias que ayuden a minimizar la exposición a los alérgenos y a mantener el asma bajo control. Aquí te presento algunas estrategias efectivas:

> **Identificar los alérgenos:** Es fundamental identificar los alérgenos específicos que desencadenan tus síntomas. Pueden ser el polen, los ácaros del polvo (Figura), los hongos, los pelos de mascotas, entre otros. Consulta a tu médico o alergista para realizar pruebas alérgicas y así conocer tus desencadenantes.

Mantener un ambiente limpio: Limpia tu hogar regularmente para reducir la acumulación de polvo, ácaros y otros alérgenos. Aspira alfombras y muebles, lava la ropa de cama con agua caliente y utiliza fundas antialérgicas en colchones y almohadas.

Evitar alérgenos en exteriores: Durante las temporadas de alta concentración de polen, intenta mantener las ventanas cerradas y evita actividades al aire libre en días ventosos o secos. Usa gafas de sol para proteger tus ojos de la exposición al polen.

Mantener a las mascotas fuera de las áreas de descanso: Si eres alérgico a los pelos de mascotas, mantén a los animales fuera de las áreas donde duermes o descansas, y lávate las manos después de tocarlos.

Utilizar dispositivos de filtración de aire: Los purificadores de aire con filtros HEPA pueden ayudar a reducir los alérgenos en el aire interior y mejorar la calidad del aire.

Seguir el plan de tratamiento del asma: Es importante seguir el plan de tratamiento recomendado por tu médico para mantener el asma bajo control. Esto puede incluir el uso adecuado de inhaladores y medicamentos de control, así como la identificación y evitación de factores desencadenantes del asma.

Vacunación contra la influenza y neumonía: Las personas con asma deben considerar recibir la vacuna contra la influenza y la neumonía para reducir el riesgo de complicaciones respiratorias.

Mantener un estilo de vida saludable: Una dieta equilibrada, el ejercicio regular y evitar el tabaquismo pueden ayudar a fortalecer el sistema inmunológico y mejorar la salud respiratoria en general.

Recuerda que cada persona es diferente, por lo que es importante trabajar en conjunto con tu médico o especialista en alergias y asma para desarrollar un plan de manejo personalizado que se adapte a tus necesidades y desencadenantes específicos.

¿Cuándo considerar la inmunoterapia para alergias? (vacunas para alergias)

La inmunoterapia, también conocida como vacunas para alergias o "vacunas contra la alergia", es un tratamiento que se considera cuando una persona tiene alergias persistentes y significativas que afectan su calidad de vida a pesar de haber intentado otras estrategias de manejo y control de alergias.

Se puede considerar la inmunoterapia para alergias en las siguientes situaciones:

Síntomas persistentes: Cuando los síntomas alérgicos, como secreción nasal, picazón en los ojos, estornudos y tos, persisten durante largos períodos o se presentan a lo largo de varios años.

Limitación en actividades diarias: Si las alergias interfieren con las actividades diarias, el sueño y el bienestar general, afectando la calidad de vida.

Dificultades para controlar los síntomas con medicamentos: Cuando los medicamentos antihistamínicos, descongestionantes y otros tratamientos no logran proporcionar un alivio adecuado o si los efectos secundarios de los medicamentos son problemáticos.

Alergia a alérgenos específicos: La inmunoterapia es particularmente útil cuando una persona es alérgica a alérgenos específicos y bien identificados, como pólenes, ácaros del polvo, hongos, pelos de mascotas, entre otros.

Alergias estacionales o perennes: La inmunoterapia puede ser beneficiosa tanto para alergias estacionales como perennes, dependiendo de los desencadenantes alérgicos.

La inmunoterapia funciona al exponer al paciente a dosis controladas de los alérgenos a los que es alérgico. Con el tiempo, esto ayuda a que el sistema inmunológico se desensibilice y reduzca su reacción exagerada a los alérgenos. La inmunoterapia generalmente se administra en forma de inyecciones (inmunoterapia con inyecciones) o tabletas sublinguales (inmunoterapia sublingual) que se colocan debajo de la lengua.

Es importante que la inmunoterapia se administre bajo la supervisión de un alergista / inmunólogo, ya que puede haber riesgos potenciales y efectos secundarios. El tratamiento puede durar varios años, y el éxito de la inmunoterapia puede variar según el paciente y sus alergias específicas.

Si estás considerando la inmunoterapia para alergias, habla con tu médico para determinar si es adecuada para tu caso en particular y discutir los beneficios, riesgos y expectativas del tratamiento.

En este capítulo, hemos explorado estrategias efectivas para el manejo de las alergias y el asma, dos condiciones respiratorias que pueden afectar significativamente nuestra calidad de vida. Al identificar y evitar los alérgenos desencadenantes, mantener un ambiente limpio y seguir un plan de tratamiento adecuado, podemos reducir los síntomas y mejorar nuestra salud respiratoria. La inmunoterapia también ha sido destacada como una opción terapéutica para aquellos que experimentan alergias persistentes y significativas. Al considerar la inmunoterapia, es importante consultar con un especialista en alergias para determinar su relevancia en cada caso individual. Recuerda que el manejo efectivo de las alergias y el asma requiere compromiso y colaboración con el equipo médico. Al tomar medidas preventivas y utilizar las estrategias adecuadas, podemos disfrutar de una vida más saludable y activa. En el próximo capítulo, exploraremos otras enfermedades que pueden co-existir con el asma. ¡Sigamos adelante en nuestro viaje para respirar libremente y vivir sin límites!

Capítulo 7: El Asma con Nombre y Apellido

En este capítulo, nos adentraremos en un aspecto crucial del manejo del asma: las enfermedades que pueden coexistir con esta condición respiratoria. Así como un apellido distingue a una persona, ciertas comorbilidades pueden identificar y afectar a pacientes con asma de manera única. La presencia de comorbilidades asociadas al asma puede variar de un individuo a otro, y reconocer su existencia es fundamental para un manejo completo y efectivo del asma. Algunas de estas comorbilidades incluyen alergias respiratorias, rinitis alérgica, sinusitis crónica, enfermedades gastroesofágicas, obesidad, apnea del sueño, entre otras.

Comprender cómo estas enfermedades pueden interactuar con el asma nos permitirá abordarlas de manera integral, garantizando una atención personalizada y enfocada en la salud global del paciente. ¡Sigamos adelante en este viaje de conocimiento y comprensión del asma con nombre y apellido!

Vínculo entre el asma y la obesidad

El vínculo entre el asma y la obesidad es una relación compleja que ha sido objeto de investigación y estudio en los últimos años. Múltiples estudios han demostrado que existe una asociación entre estas dos condiciones de salud, y comprender esta conexión es esencial para un manejo integral del asma en pacientes con sobrepeso u obesidad.

Por un lado, se ha observado que la obesidad puede aumentar el riesgo de desarrollar asma. El exceso de grasa corporal puede afectar la función pulmonar y provocar cambios en el sistema respiratorio que pueden contribuir al desarrollo del asma o a la exacerbación de los síntomas. Además, la obesidad puede desencadenar inflamación crónica en el cuerpo, incluyendo las vías respiratorias, lo que puede agravar la respuesta inflamatoria característica del asma.

El asma mal controlada también puede contribuir al aumento de peso en algunas personas. Los síntomas asmáticos como la dificultad para respirar y la tos crónica pueden limitar la capacidad para realizar ejercicio físico, lo que puede llevar a un estilo de vida sedentario y al aumento de peso.

El vínculo entre el asma y la obesidad subraya la importancia de abordar ambas condiciones de manera conjunta para lograr un manejo óptimo. El control adecuado del asma en personas con obesidad puede mejorar la calidad de vida y la función pulmonar, mientras que la pérdida de peso en pacientes asmáticos con sobrepeso u obesidad puede ayudar a reducir la frecuencia y gravedad de los síntomas asmáticos.

Es fundamental considerar la relación entre el asma y la obesidad al diseñar planes de tratamiento individualizados para cada paciente. La educación sobre la importancia de mantener un peso corporal saludable, la adopción de un estilo de vida activo y el manejo adecuado del asma pueden ser pilares clave en el abordaje integral de ambas condiciones. Al trabajar juntos para enfrentar el desafío del asma y la obesidad, podemos mejorar la calidad de vida de los pacientes y avanzar hacia un mejor control de ambas condiciones de salud.

El asma y la apnea obstructiva del sueño

El asma y la apnea obstructiva del sueño son dos condiciones respiratorias distintas, pero pueden coexistir en algunas personas. La apnea obstructiva del sueño es un trastorno del sueño caracterizado por la obstrucción intermitente de las vías respiratorias superiores durante el sueño, lo que lleva a pausas en la respiración y a una disminución del flujo de oxígeno en el cuerpo.

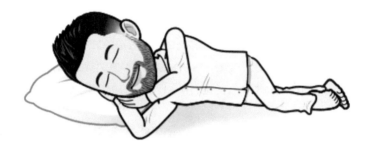

La presencia de asma en personas con apnea obstructiva del sueño puede afectar el control de ambas condiciones. Durante los episodios de asma, las vías respiratorias se inflaman y estrechan, lo que puede aumentar la resistencia al flujo de aire y empeorar los síntomas de la apnea obstructiva del sueño. Por otro lado, durante las pausas respiratorias de la apnea del sueño, la falta de oxígeno puede desencadenar o agravar los síntomas del asma. El diagnóstico y manejo adecuado de ambas condiciones son fundamentales para mejorar la calidad de vida de los pacientes. Si se sospecha que una persona tiene tanto asma como apnea obstructiva del sueño, es importante realizar una evaluación exhaustiva que incluya pruebas de función pulmonar, estudios del sueño y una evaluación clínica completa.

El tratamiento de ambas condiciones puede incluir el uso de medicamentos inhalados para el asma, como broncodilatadores y corticosteroides, y terapias para la apnea obstructiva del sueño, como la terapia de presión positiva continua en las vías respiratorias (CPAP, por sus siglas en inglés), que ayuda a mantener las vías respiratorias abiertas durante el sueño.

El manejo conjunto del asma y la apnea obstructiva del sueño puede ser un desafío, pero con una atención médica adecuada, educación sobre ambas condiciones y la adopción de un estilo de vida saludable, muchas personas pueden lograr un control óptimo de sus síntomas y mejorar su calidad de vida.

El asma en conjunto con fibrosis quística o discinesia ciliar primaria

La coexistencia del asma con condiciones genéticas como la fibrosis quística o la discinesia ciliar primaria plantea un desafío adicional en el manejo y control de ambas enfermedades respiratorias. Tanto la fibrosis quística como la discinesia ciliar primaria son trastornos hereditarios que afectan el sistema respiratorio de manera diferente al asma, pero pueden presentar síntomas similares, como la tos crónica y la dificultad para respirar.

La fibrosis quística es una enfermedad genética que afecta principalmente a los pulmones y el sistema digestivo, y se caracteriza por la producción de un secreciones espesas y pegajosas que obstruye las vías respiratorias y los conductos pancreáticos. Esto puede llevar a infecciones pulmonares recurrentes y problemas digestivos.

Por otro lado, la discinesia ciliar primaria es un trastorno hereditario que afecta los cilios, que son estructuras microscópicas en las vías respiratorias y otras superficies del cuerpo que juegan un papel crucial en la eliminación de moco y partículas extrañas. En la discinesia ciliar primaria, los cilios no funcionan correctamente, lo que lleva a la acumulación de secreciones y a una mayor susceptibilidad a infecciones respiratorias.

El asma en conjunto con la fibrosis quística o la discinesia ciliar primaria puede ser más complejo de manejar, ya que estas condiciones pueden interactuar y empeorar los síntomas de manera sinérgica. Es importante que los pacientes y sus familias trabajen estrechamente con un equipo médico especializado para desarrollar un plan de tratamiento integral que aborde las necesidades específicas de cada condición.

El tratamiento del asma en pacientes con fibrosis quística o discinesia ciliar primaria puede incluir el uso de medicamentos inhalados para controlar los síntomas asmáticos, así como tratamientos específicos para abordar los desafíos respiratorios únicos que presentan estas condiciones genéticas. El manejo conjunto del asma, la fibrosis quística o la discinesia ciliar primaria requiere una comprensión profunda de cada condición y la capacidad de adaptar el tratamiento según sea necesario para lograr un control óptimo de los síntomas y mejorar la calidad de vida del paciente.

El asma y la aspergilosis broncopulmonar alérgica (ABPA)

La coexistencia del asma con la aspergilosis broncopulmonar alérgica (ABPA) puede ser una asociación compleja y desafiante de manejar. La ABPA es 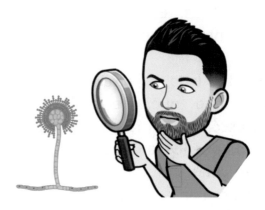 una reacción alérgica a los hongos del género Aspergillus (Figura) que afecta principalmente a los pulmones. Esta condición se caracteriza por la inflamación crónica y la formación de tapones mucosos en las vías respiratorias, lo que puede provocar síntomas similares a los del asma, como tos persistente, dificultad para respirar y sibilancias.

El asma y la ABPA comparten características comunes, como la inflamación de las vías respiratorias y la respuesta inmunitaria exagerada a ciertos alérgenos. Sin embargo, la presencia de la ABPA puede complicar el control del asma y aumentar la gravedad de los síntomas asmáticos. Los pacientes con asma y ABPA pueden experimentar exacerbaciones más frecuentes y tener un mayor riesgo de desarrollar complicaciones pulmonares.

El diagnóstico de la ABPA puede requerir pruebas específicas, como la medición de niveles de IgE específicos para Aspergillus y la identificación de la presencia de tapones mucosos en las vías respiratorias mediante estudios de imagen.

El tratamiento del asma en pacientes con ABPA puede incluir medicamentos inhalados para el control de los síntomas asmáticos, como broncodilatadores y corticosteroides, así como medicamentos antifúngicos específicos para tratar la infección por Aspergillus.

El manejo conjunto del asma y la ABPA requiere una cuidadosa evaluación y seguimiento por parte de un equipo médico especializado. La educación sobre ambas condiciones y la comprensión de las posibles interacciones entre ellas son fundamentales para lograr un control óptimo de los síntomas y mejorar la calidad de vida del paciente.

El asma y las inmunodeficiencias

La relación entre el asma y las inmunodeficiencias es un tema complejo y de gran relevancia para el manejo adecuado de ambas condiciones. Las inmunodeficiencias son trastornos en los que el sistema inmunológico del cuerpo no funciona correctamente, lo que puede hacer que los individuos sean más susceptibles a infecciones recurrentes y tener una respuesta inmunitaria anormal ante ciertos alérgenos.

Las personas con inmunodeficiencias pueden tener un mayor riesgo de desarrollar asma, ya que su sistema inmunológico debilitado puede no ser capaz de responder adecuadamente a los alérgenos y otras sustancias que desencadenan los síntomas asmáticos. Además, las infecciones respiratorias recurrentes pueden desencadenar o empeorar los síntomas del asma en estas personas.

Por otro lado, el asma también puede afectar la respuesta inmunitaria en los pulmones y aumentar la susceptibilidad a infecciones respiratorias. Los episodios asmáticos recurrentes pueden dañar las vías respiratorias y debilitar la barrera protectora del sistema respiratorio, lo que aumenta el riesgo de infecciones.

El manejo conjunto del asma y las inmunodeficiencias requiere una evaluación cuidadosa por parte de un equipo médico especializado. Es fundamental identificar y tratar adecuadamente cualquier inmunodeficiencia subyacente para reducir el riesgo de complicaciones respiratorias y mejorar el control del asma.

El tratamiento del asma en personas con inmunodeficiencias puede incluir el uso de medicamentos inhalados para el control de los síntomas asmáticos, así como terapias específicas para abordar la inmunodeficiencia, como la administración de inmunoglobulinas o el trasplante de médula ósea en casos más graves. La educación y el apoyo continuo son clave para ayudar a los pacientes y sus familias a comprender la interacción entre el asma y las inmunodeficiencias y tomar decisiones informadas sobre el manejo de ambas condiciones.

En este capítulo, hemos explorado el asma con nombre y apellido, descubriendo cómo esta condición respiratoria puede coexistir con otras enfermedades y condiciones de salud. Es importante comprender que el asma no siempre viene solo, y que la presencia de otras condiciones puede influir en la gravedad y el manejo de los síntomas asmáticos. Reconocer y abordar estas asociaciones es esencial para ofrecer un cuidado integral y personalizado a cada paciente.

Recordemos que cada caso es único, pues con el conocimiento y un manejo adecuado, podemos mejorar el control de las condiciones coexistentes y mejorar la calidad de vida de los pacientes. Sigamos adelante, unidos en el compromiso de brindar el mejor cuidado y encontrar soluciones para superar los desafíos que puedan surgir en este camino de salud y bienestar. Juntos, estamos un paso más cerca de lograr un manejo óptimo y una vida plena para todos aquellos que enfrentan el asma con nombre y apellido.

Capítulo 8: Vivir con Asma: Estilo de Vida y Actividad Física

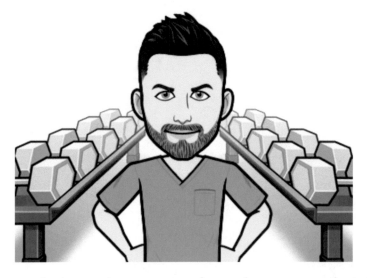

En este capítulo exploraremos cómo el asma puede influir en el estilo de vida y cómo el estilo de vida, a su vez, puede afectar el control del asma. El manejo exitoso del asma va más allá de la toma de medicamentos y el seguimiento médico; implica adoptar hábitos saludables y adaptar ciertos aspectos de nuestra rutina diaria para mejorar la calidad de vida y minimizar la interferencia de esta condición respiratoria. Descubriremos cómo una variedad de factores, como la actividad física, la alimentación y el entorno, pueden tener un impacto significativo en el manejo del asma. Además, proporcionaremos consejos prácticos y estrategias para que puedas disfrutar de una vida activa y satisfactoria mientras mantienes tu asma bajo control. ¡Comencemos este viaje hacia un estilo de vida equilibrado y saludable para vivir plenamente con el asma!

Crear un entorno escolar seguro para niños con asma

Crear un entorno escolar seguro es esencial para niños con asma, ya que pasan una parte significativa de su tiempo en la escuela. Aquí hay algunos consejos para asegurar un ambiente escolar amigable para el asma:

Comunicación: Es crucial establecer una comunicación abierta y constante entre los padres, el personal escolar y el médico del niño con asma. Informa a la escuela sobre el diagnóstico de asma y proporciona detalles sobre los síntomas y el plan de tratamiento del niño.

Plan de acción para el asma: Trabaja con el médico del niño para crear un plan de acción individualizado para el asma. Asegúrate de que el personal escolar esté familiarizado con el plan y sepa cómo actuar en caso de emergencia.

Medicamentos: Si el niño necesita tomar medicamentos durante el horario escolar, asegúrate de proporcionarlos a la escuela junto con instrucciones claras para su administración.

Evitar desencadenantes: Identifica y evita los desencadenantes comunes del asma en el ambiente escolar, como el humo del tabaco, los productos de limpieza con fragancias fuertes y el polvo.

Actividades físicas: Anime al niño a participar en actividades físicas y deportes adecuados para su condición asmática. Asegúrate de que el personal de educación física esté al tanto de las necesidades del niño y de que se tomen las precauciones necesarias.

Acceso a inhaladores: Asegúrate de que el niño tenga acceso rápido y seguro a su inhalador de rescate en todo momento. Puede ser útil mantener uno en la enfermería y otro con el maestro principal del niño.

Concientización y educación: Fomenta la concientización sobre el asma entre los estudiantes y el personal escolar. Organiza sesiones educativas para que todos comprendan la condición y sepan cómo ayudar en caso de una emergencia.

Supervisión: Asegúrate de que el niño esté adecuadamente supervisado durante las actividades escolares, especialmente en excursiones o actividades al aire libre.

Ambiente libre de alérgenos: Si el niño tiene alergias conocidas, trabaja con la escuela para crear un ambiente libre de alérgenos en el salón de clases y en otras áreas que el niño frecuente.

Apoyo emocional: Brinda apoyo emocional al niño y promueve una atmósfera positiva y comprensiva en la escuela para que se sienta seguro y confiado al manejar su condición.

Crear un entorno escolar seguro y comprensivo para los niños con asma les permitirá concentrarse en sus estudios y disfrutar de una experiencia escolar más satisfactoria. La colaboración entre los padres, el personal escolar y el médico del niño es clave para lograr un ambiente escolar amigable para el asma y garantizar el bienestar y el éxito académico del niño.

Fomentar la actividad física en niños con asma

Fomentar la actividad física en niños con asma es fundamental para su salud y bienestar general. Aunque el asma puede presentar desafíos en relación con la actividad física, es importante recordar que la mayoría de los niños con asma pueden participar en diversas actividades físicas de manera segura y beneficiarse de ellas. Trabajar en estrecha colaboración con el médico del niño es crucial para crear un plan de acción para el asma que incluya recomendaciones específicas sobre la actividad física. Identificar qué actividades son más adecuadas y seguras para el niño y establecer pautas para el uso del inhalador de rescate antes de la actividad, ayudará a garantizar que el niño disfrute de la actividad física de manera segura.

La educación sobre el asma y la actividad física también es clave para fomentar una participación activa. Es importante que el niño comprenda su condición asmática y cómo la actividad física puede afectarla. Enseñarles a reconocer los síntomas y a tomar medidas para controlarlos, les brinda el conocimiento y la confianza necesarios para participar en actividades físicas de manera más segura y responsable. Además, se les puede enseñar sobre la importancia de calentar y enfriar adecuadamente antes y después de la actividad física para reducir el riesgo de desencadenar síntomas asmáticos.

Seleccionar actividades físicas apropiadas también es esencial para el bienestar del niño con asma. Los ejercicios de baja intensidad, como caminar, nadar o andar en bicicleta, suelen ser bien tolerados por la mayoría de los niños con asma. Estas actividades proporcionan una forma segura y efectiva de mantenerse activo y fortalecer la función pulmonar sin poner demasiada tensión en los pulmones. Además, es fundamental elegir lugares para la actividad física que sean seguros y libres de desencadenantes conocidos del asma, como humo, polen o polvo.

Cómo participar en deportes y ejercicio de manera segura
Participar en deportes y ejercicio de manera segura es posible para niños con asma siguiendo algunas precauciones. Aquí hay algunos consejos para asegurarse de que el niño disfrute de la actividad física sin poner en riesgo su salud asmática:

Planificación previa: Antes de que el niño comience cualquier actividad física o deporte, es esencial hablar con su médico para asegurarse de que su asma esté bajo control y recibir recomendaciones específicas sobre qué actividades son más adecuadas.

Calentamiento y enfriamiento adecuados: Antes y después de cada sesión de ejercicio o práctica deportiva, el niño debe realizar ejercicios de calentamiento y enfriamiento para preparar sus pulmones y reducir el riesgo de desencadenar síntomas asmáticos.

Uso adecuado del inhalador: Asegúrate de que el niño tenga acceso rápido y seguro a su inhalador de rescate durante la actividad física. Enséñales cómo usarlo correctamente y cuándo utilizarlo si sienten que están experimentando síntomas asmáticos.

Informar al entrenador o instructor: Si el niño está participando en un equipo deportivo o actividad organizada, es importante informar al entrenador o instructor sobre su condición asmática. Proporcionarles detalles sobre los síntomas, el plan de acción para el asma y cualquier otro aspecto relevante les permitirá tomar medidas adecuadas en caso de una emergencia.

Conocer los desencadenantes: Identificar y evitar los desencadenantes del asma presentes en el ambiente deportivo o en las instalaciones donde se realiza la actividad física es crucial para mantener la seguridad del niño. Estos desencadenantes pueden incluir humo, polen, polvo o productos químicos.

Supervisión: Durante las prácticas y los juegos, asegúrate de que el niño esté adecuadamente supervisado por adultos capacitados que sepan cómo responder en caso de una emergencia asmática.

Descanso y recuperación: Asegúrate de que el niño tenga tiempo suficiente para descansar y recuperarse después de las actividades físicas intensas. El sueño adecuado y el tiempo de recuperación son cruciales para mantener la salud y el bienestar general del niño.

Promover una actitud positiva: Fomentar una actitud positiva hacia la actividad física y el ejercicio es fundamental para que el niño se sienta motivado y disfrute de la experiencia. Celebrar sus logros y esfuerzos, independientemente del resultado final, contribuirá a su confianza y bienestar general.

Con estas precauciones y el debido cuidado, los niños con asma pueden participar en deportes y ejercicio de manera segura y beneficiarse de una vida activa y saludable.

Capítulo 9: Efecto del Humo y Vapeo en el Asma

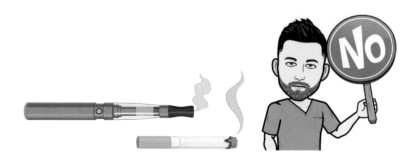

El humo del tabaco y el uso de dispositivos de vapeo pueden tener un impacto significativo en la salud respiratoria de las personas, especialmente para aquellos que padecen asma. En este capítulo, exploraremos cómo el humo del tabaco y el vapeo pueden afectar las vías respiratorias y desencadenar síntomas asmáticos. También analizaremos la importancia de evitar la exposición al humo de segunda y tercera mano y discutiremos estrategias para mantener un ambiente libre de humo y vapeo, promoviendo así una mejor calidad de vida para las personas con asma. Acompáñanos en esta investigación sobre un tema fundamental para la salud pulmonar y el bienestar general de quienes enfrentan los desafíos del asma.

Efecto del fumar en el asma

El hábito de fumar es uno de los factores más perjudiciales para la salud respiratoria de las personas con asma. Fumar o estar expuesto al humo de tabaco de segunda mano puede agravar los síntomas asmáticos, aumentar la frecuencia y gravedad de los ataques de asma, y reducir la eficacia del tratamiento.

El humo del tabaco contiene numerosos compuestos químicos tóxicos que irritan las vías respiratorias y pueden desencadenar inflamación en los pulmones. Estos compuestos también dañan los cilios, pequeñas estructuras en las vías respiratorias que son cruciales para limpiar las partículas y las secreciones fuera de los pulmones. Como resultado, las vías respiratorias se vuelven más estrechas, lo que dificulta la respiración y puede llevar a síntomas asmáticos como tos, sibilancias, opresión en el pecho y dificultad para respirar.

El fumar también interfiere con la respuesta del sistema inmunológico en las vías respiratorias, lo que aumenta la susceptibilidad a infecciones respiratorias y empeora la inflamación pulmonar en personas con asma.

Es importante destacar que el fumar no solo afecta a las personas que fuman, sino también a quienes están expuestos al humo de segunda mano, como familiares y amigos cercanos. Los niños expuestos al humo de tabaco tienen un mayor riesgo de desarrollar asma y pueden experimentar síntomas más graves si ya tienen la condición.

Para las personas con asma, dejar de fumar o evitar la exposición al humo de segunda mano es esencial para mejorar el control del asma y reducir el riesgo de complicaciones respiratorias. Además, es fundamental crear un ambiente libre de humo en el hogar y en lugares públicos para proteger la salud de quienes padecen asma y promover una mejor calidad de vida para ellos.

¿Qué es la exposición al humo de primera, segunda y tercera mano?

La exposición al humo de primera, segunda y tercera mano se refiere a diferentes formas en las que las personas pueden entrar en contacto con los componentes tóxicos del humo del tabaco:

Humo de primera mano: También conocido como fumar activo, es el humo inhalado directamente por una persona que está fumando un cigarrillo, cigarro o utilizando cualquier otro producto de tabaco. Este humo contiene una mezcla de gases y partículas tóxicas que se liberan cuando el tabaco se quema.

Humo de segunda mano: También llamado humo pasivo, es el humo que se libera en el ambiente cuando una persona fuma. Las personas que están cerca del fumador pueden inhalar este humo y estar expuestas a los mismos componentes tóxicos que inhala el fumador. La exposición al humo de segunda mano es especialmente preocupante para los no fumadores, incluyendo niños, quienes pueden estar en mayor riesgo de desarrollar problemas respiratorios y otros problemas de salud debido a esta exposición.

Humo de tercera mano: Se refiere a los residuos y partículas tóxicas del humo del tabaco que se depositan en superficies y objetos del ambiente, como muebles, ropa, cortinas y paredes. Estos residuos pueden permanecer en el ambiente durante horas, días o incluso semanas después de que se haya fumado. Cuando las personas entran en contacto con estas superficies contaminadas, pueden inhalar o tener contacto dérmico con los productos químicos tóxicos, lo que también puede ser perjudicial para la salud, especialmente para los niños pequeños que juegan en áreas contaminadas.

Es importante destacar que la exposición al humo de segunda y tercera mano también puede afectar a las personas con asma y empeorar sus síntomas. Por lo tanto, es fundamental evitar la exposición al humo de tabaco en todas sus formas y crear un ambiente libre de humo, especialmente en entornos donde haya personas con asma o problemas respiratorios.

En el caso del humo de tercera mano, se deben tomar medidas adicionales para limpiar y descontaminar superficies y objetos que puedan estar expuestos al humo del tabaco, especialmente en entornos donde haya niños y personas con problemas de salud.

Los cigarrillos electrónicos y el asma en niños

El uso de cigarrillos electrónicos, también conocidos como vapeo, es motivo de preocupación en relación con el asma en niños. Aunque se ha promocionado como una alternativa menos dañina al tabaco tradicional, los cigarrillos electrónicos también pueden tener efectos negativos en la salud respiratoria, especialmente en aquellos que padecen asma.

Los cigarrillos electrónicos funcionan mediante la vaporización de líquidos que contienen nicotina y otras sustancias químicas. Cuando se inhalan, estos vapores ingresan a los pulmones y pueden irritar las vías respiratorias, desencadenar inflamación y provocar síntomas asmáticos como tos, sibilancias y dificultad para respirar.

Además, algunos estudios sugieren que los productos químicos presentes en los líquidos de los cigarrillos electrónicos pueden dañar las células pulmonares y afectar la función respiratoria a largo plazo, lo que podría agravar la condición asmática en los niños.

La exposición al vapeo pasivo también es motivo de preocupación para los niños con asma. Cuando los niños inhalan los vapores emitidos por otros usuarios de cigarrillos electrónicos, pueden estar expuestos a los mismos componentes tóxicos que se encuentran en los cigarrillos tradicionales y experimentar problemas respiratorios.

Es importante que los padres y cuidadores estén informados sobre los riesgos del vapeo y eviten que los niños tengan acceso a cigarrillos electrónicos. Alentando un ambiente libre de vapeo en el hogar y en entornos cercanos a los niños, podemos ayudar a proteger su salud respiratoria y reducir el riesgo de complicaciones asociadas al asma.

Si un niño con asma está usando cigarrillos electrónicos, es esencial que los padres y cuidadores trabajen en conjunto con el médico para abordar esta preocupación y proporcionar la orientación necesaria para evitar efectos adversos en la salud pulmonar del niño. En general, es fundamental promover un estilo de vida saludable y libre de tabaco y vapeo para proteger la salud de los niños con asma y garantizar un entorno seguro y saludable para su desarrollo.

Capítulo 10: Perspectivas Futuras y Avances en el Tratamiento del Asma

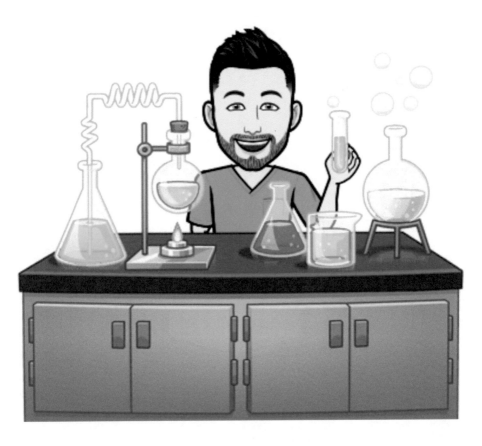

En este último capítulo, exploraremos las perspectivas prometedoras que están surgiendo en la investigación y el tratamiento del asma. A medida que la ciencia avanza y se profundiza nuestra comprensión sobre esta condición respiratoria, también se abren nuevas puertas hacia terapias innovadoras y enfoques personalizados para el manejo del asma. Desde terapias farmacológicas avanzadas hasta enfoques centrados en la prevención y el bienestar a largo plazo, descubriremos cómo la medicina está evolucionando para llevar el control del asma a nuevos niveles.

Investigación actual y desarrollos prometedores en el manejo del asma

En el campo del manejo del asma, la investigación continúa avanzando y brindando desarrollos prometedores que ofrecen nuevas oportunidades para mejorar el cuidado y la calidad de vida de las personas afectadas por esta condición respiratoria. A continuación, destacaremos algunos de los avances más emocionantes que se están investigando en el tratamiento del asma:

Terapias Biológicas Personalizadas: La medicina personalizada se ha convertido en un enfoque clave en el manejo del asma. Se están desarrollando terapias biológicas dirigidas a tratar específicamente los mecanismos subyacentes del asma en diferentes pacientes. Estas terapias se basan en las características individuales de cada persona, como los biomarcadores y las respuestas inmunológicas, lo que permite un enfoque más preciso y eficaz para el tratamiento.

Inmunoterapia para el Asma: La inmunoterapia, o vacunas para alergias, es una opción de tratamiento que ha demostrado ser efectiva para algunas personas con asma alérgica. Se están desarrollando nuevas formulaciones de inmunoterapia que pueden ofrecer un alivio sostenido de los síntomas asmáticos y reducir la necesidad de medicamentos de rescate.

Tecnologías de Monitoreo y Autogestión: La tecnología está desempeñando un papel cada vez más importante en el manejo del asma. Dispositivos de monitoreo, aplicaciones móviles y sensores pueden ayudar a los pacientes a rastrear sus síntomas, la función pulmonar y la exposición a factores desencadenantes, lo que facilita una autogestión más efectiva y una comunicación más cercana con los profesionales de la salud.

Prevención y Enfoques Tempranos: Se está investigando activamente cómo prevenir el desarrollo del asma en niños y cómo intervenir tempranamente en el curso de la enfermedad para evitar la progresión y reducir la gravedad de los síntomas. Identificar y tratar las primeras señales de inflamación y disfunción respiratoria puede ayudar a evitar complicaciones a largo plazo.

Terapias Antiinflamatorias Avanzadas: Se están investigando nuevos medicamentos antiinflamatorios que pueden tener un impacto más significativo en la reducción de la inflamación en las vías respiratorias y, por lo tanto, mejorar el control del asma en pacientes con formas más graves de la enfermedad.

Estos avances en la investigación abren una puerta hacia un futuro más prometedor en el manejo del asma. A medida que continuamos aprendiendo más sobre los mecanismos subyacentes y las diferentes manifestaciones del asma, podemos anticipar un enfoque más personalizado y efectivo para el tratamiento. Es fundamental mantenerse informado sobre los últimos desarrollos y trabajar en colaboración con los profesionales de la salud para aprovechar al máximo las opciones de tratamiento más adecuadas para cada persona con asma. El futuro se presenta emocionante, lleno de esperanza y posibilidades para aquellos que viven con esta condición respiratoria, y juntos avanzaremos hacia un control más efectivo y una mejor calidad de vida para todos.

Posibles avances y terapias en el futuro

El futuro del manejo del asma está lleno de posibles avances y terapias que prometen mejorar significativamente la calidad de vida de las personas con esta condición respiratoria. Algunos de los enfoques más emocionantes que se están investigando y que podrían transformar la manera en que tratamos el asma incluyen:

Terapia de Edición Genética: La edición genética, como la técnica CRISPR-Cas9, está siendo estudiada como una posible manera de corregir mutaciones genéticas asociadas con ciertas formas de asma. Esta terapia podría abrir nuevas posibilidades para tratar el asma hereditaria de una manera más precisa y específica.

Terapia de ARN de interferencia (ARNi): Esta novedosa terapia se enfoca en silenciar genes específicos involucrados en la inflamación y la respuesta inmunológica en el asma. Se espera que los medicamentos basados en ARNi puedan reducir la gravedad de los síntomas asmáticos y prevenir exacerbaciones.

Terapia con Microbiota: El estudio de la microbiota intestinal y pulmonar ha revelado su papel en la salud respiratoria y la respuesta inflamatoria en el asma. Se están investigando terapias que puedan modificar la microbiota para promover un ambiente más saludable en los pulmones y reducir la inflamación asmática.

Terapia con Anticuerpos Nuevos: Se están desarrollando nuevos anticuerpos dirigidos a diferentes proteínas involucradas en la inflamación y la respuesta alérgica en el asma. Estos anticuerpos podrían ofrecer opciones de tratamiento más efectivas para pacientes con asma no controlada y formas graves de la enfermedad.

Estos avances y terapias en el futuro del manejo del asma representan una esperanza. Aunque algunos de estos enfoques aún están en las primeras etapas de investigación, muestran un gran potencial para revolucionar la forma en que tratamos el asma y ofrecer opciones más personalizadas y efectivas para cada individuo. A medida que la ciencia avanza, es fundamental continuar apoyando la investigación en el campo del asma. Con estos esfuerzos combinados, el futuro del manejo del asma se presenta prometedor.

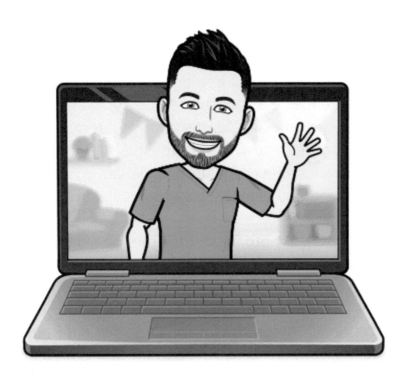

Al culminar este libro, deseo dejarles un mensaje lleno de esperanza y fortaleza. A lo largo de estas páginas, hemos explorado el asma en profundidad, comprendiendo sus síntomas, su diagnóstico, el manejo adecuado y la convivencia con esta condición respiratoria. Pero más allá de la información y las recomendaciones, quiero enfocarme en el poder de la unión y la determinación.

Para aquellos que luchan contra el asma, ya sean pacientes, padres, familiares o cuidadores, quiero recordarles que no están solos en este camino. Existe una comunidad sólida y solidaria que comprende sus desafíos y está lista para brindar apoyo en cada paso del camino. Cada historia, cada experiencia y cada voz son importantes y contribuyen a enriquecer la lucha contra el asma.

Enfrentar el asma puede ser un desafío, pero también es una oportunidad para crecer, aprender y empoderarse. Es un llamado a cuidar de nuestra salud y bienestar, a ser conscientes de nuestro entorno y a tomar decisiones informadas sobre nuestro tratamiento y estilo de vida. Aprendamos a reconocer los desencadenantes, a manejar los síntomas y a seguir el plan de acción con diligencia.

La esperanza es un motor poderoso que nos impulsa a seguir adelante, a buscar nuevas soluciones y a creer en un futuro más brillante. Aunque el asma puede presentar obstáculos en el camino, también es una oportunidad para demostrar nuestra resiliencia y determinación. Con cada paso que damos en esta lucha, estamos construyendo un futuro de bienestar y libertad para todos aquellos que enfrentan el asma.

Así que, quiero agradecerles por haberme acompañado en esta travesía por el mundo del asma. Espero que este libro haya sido una guía útil y comprensible, que les haya brindado el conocimiento necesario para enfrentar el asma con confianza y optimismo. Sigamos respirando juntos, desafiando los límites y construyendo un futuro en el que el asma no sea una barrera, sino una oportunidad para vivir plenamente.

Recuerden siempre que el poder está en nuestras manos, en nuestras decisiones y en nuestro compromiso de cuidar de nuestra salud y bienestar. Juntos, ¡podemos decirle adiós al asma y darle la bienvenida a una vida llena de posibilidades!

Glosario

ABPA: Aspergilosis Broncopulmonar Alérgica - Reacción alérgica a los hongos del género Aspergillus en los pulmones que puede empeorar el asma.

Asma: Enfermedad crónica que afecta las vías respiratorias, causando inflamación y estrechamiento, lo que dificulta la respiración.

Cámara Espaciadora: Dispositivo que se acopla a un inhalador para mejorar la administración de medicamentos inhalados, especialmente para niños pequeños.

Cigarrillos Electrónicos: Dispositivos que vaporizan líquidos que contienen nicotina y otros productos químicos, potencialmente dañinos para los pulmones.

Comorbilidad: Presencia de otras condiciones médicas o enfermedades que coexisten con el asma, como obesidad o apnea del sueño.

Control del Ambiente: Medidas para crear un ambiente libre de alérgenos y contaminantes que puedan desencadenar síntomas asmáticos.

Control del Asma: Estado en el que los síntomas del asma se mantienen bajo control y no afectan significativamente la calidad de vida.

Discinesia Ciliar Primaria (DCP): Enfermedad genética rara que afecta los cilios en el cuerpo, causando problemas respiratorios crónicos, infecciones recurrentes del oído y otros síntomas.

Diagnóstico: Proceso de identificar y confirmar la presencia del asma en un paciente mediante pruebas y evaluación clínica.

Discinesia Ciliar Primaria: Enfermedad genética rara que afecta los cilios en el cuerpo, causando problemas respiratorios crónicos, infecciones recurrentes del oído y otros síntomas.

Espirometría: Prueba de función pulmonar que mide la cantidad de aire que una persona puede exhalar y la rapidez con que lo hace.

Exacerbante: Factor que desencadena o agrava los síntomas del asma, como alérgenos, infecciones o contaminantes del aire.

Exhalación de Óxido Nítrico: Prueba que mide la inflamación en las vías respiratorias midiendo los niveles de óxido nítrico en el aire espirado.

Exposición a Alérgenos: Entrar en contacto con sustancias que desencadenan una reacción alérgica en personas con asma.

Fibrosis Quística: Enfermedad genética que afecta las glándulas exocrinas y puede coexistir con el asma.

Inmunodeficiencias: Deficiencias en el sistema inmunitario que pueden hacer que los pacientes con asma sean más susceptibles a infecciones.

Inmunoterapia: Tratamiento con vacunas que reduce la sensibilidad alérgica y disminuye la respuesta asmática a alérgenos.

Inhaladores: Dispositivos utilizados para administrar medicamentos directamente en los pulmones a través de la inhalación.

Plan de Acción para el Asma: Guía personalizada que indica cómo manejar los síntomas del asma y ajustar la medicación según la gravedad de los síntomas.

Polvo del Sahara: Partículas transportadas por el viento desde el desierto del Sahara que pueden agravar los síntomas del asma.

Prevención: Enfoque temprano para evitar el desarrollo del asma o reducir la gravedad de los síntomas.

Terapias Biológicas: Tratamientos dirigidos a mecanismos específicos del asma utilizando medicamentos biológicos.

Agradecimientos

Deseo expresar mi sincero agradecimiento a todas las personas que han hecho posible la creación de este libro, "Adiós Asma". Desde el inicio hasta el final de este emocionante proyecto, sus apoyos, palabras de aliento y colaboración han sido fundamentales para llevar esta guía a la realidad.

Deseo extender un agradecimiento especial a mis pacientes y sus familias, quienes han sido una fuente inagotable de inspiración en la lucha contra el asma. Sus historias de fortaleza y perseverancia han sido el motor que impulsó la creación de esta guía, y su confianza en mi trabajo me llena de gratitud y responsabilidad.

También quiero reconocer el apoyo incondicional de mis colegas y amigos en el campo de la medicina y la investigación. Sus conocimientos y experiencias compartidas han enriquecido significativamente este libro, asegurando que sea una herramienta confiable y comprensible para quienes enfrentan el desafío del asma.

Agradezco profundamente a mi familia por su paciencia y apoyo durante el arduo proceso de redacción y edición. Su amor y aliento han sido mi fuente de energía para seguir adelante y entregar esta guía con dedicación y profesionalismo.

Por último, pero no menos importante, quiero agradecer a los lectores de "Adiós Asma". Ustedes, que buscan conocimiento y están comprometidos con la salud y el bienestar de sus seres queridos con asma, son el corazón y alma de este libro. Espero sinceramente que encuentren en estas páginas una valiosa fuente de información, orientación y esperanza para enfrentar el asma con decisión y confianza.

Con profunda gratitud y respeto,
Wilfredo De Jesús Rojas, MD, FAAP, MSc

Sobre el Autor

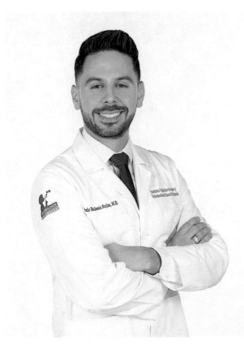

El Dr. Wilfredo De Jesús Rojas es un investigador y experto en el campo de las enfermedades respiratorias pediátricas. A lo largo de su carrera, ha realizado importantes contribuciones a la literatura científica y médica sobre múltiples enfermedades respiratorias. Sus publicaciones abarcan diversos aspectos de las enfermedades respiratorias, desde la comprensión de sus mecanismos subyacentes hasta el desarrollo de nuevas herramientas de diagnóstico y estrategias de tratamiento.

Además de su labor como investigador, el Dr. De Jesús también ha compartido sus conocimientos a través de charlas internacionales como conferenciante invitado. Sus trabajos han sido reconocidos y citados por la comunidad médica, y han ayudado a difundir información crucial sobre las enfermedades respiratorias entre profesionales de la salud, investigadores y pacientes. Las publicaciones del Dr. De Jesús reflejan su dedicación y compromiso con el avance del conocimiento en este campo:

- Acosta-Rivera V, Melendez-Montañez JM, De **Jesús-Rojas W.** Allergic Bronchopulmonary Aspergillosis With or Without Asthmatic Symptoms? Cureus. 2021 Jun 7;13(6):e15498. doi: 10.7759/cureus.15498. PMID: 34268029; PMCID: PMC8262577.
- Jamie Causey, Traci Gonzales, Aravind Yadav, Syed Hashmi, **Wilfredo De Jesús-Rojas**, Cindy Jon, Ikram Haque, Richard Johnston, James Stark, Katrina McBeth, Giuseppe Colasurdo, and Ricardo Mosquera. Characteristics and Outcomes of Children with Clinical History of Atopic Versus Non-atopic Asthma Admitted to a Tertiary Pediatric Intensive Care Unit.
- Asthma, Airway Hyperresponsiveness, and Lower Airway Obstruction in Children with Sickle Cell Disease. Book Chapter (2016). Authors: Aravind Yadav, Ricardo Mosquera, and **Wilfredo De Jesús-Rojas**.

El Dr. De Jesús también es un defensor apasionado de la concientización sobre el asma y ha trabajado incansablemente para aumentar la visibilidad de esta enfermedad respiratoria en Puerto Rico. Ha participado en campañas de educación pública, ha colaborado con organizaciones sin fines de lucro y ha brindado charlas y talleres dirigidos a pacientes y familias afectadas por el asma.

Su compromiso con la comunidad asmática se extiende más allá de su trabajo como investigador y médico. El Dr. De Jesús es conocido por su trato cercano y empático con los pacientes y sus familias, brindándoles apoyo y orientación en cada paso de su camino. Su dedicación y pasión por mejorar la calidad de vida de quienes enfrentan el asma son evidentes en cada una de sus interacciones con los pacientes como director médico del instituto pediátrico de asma y enfermedades raras del pulmón en Puerto Rico.

En reconocimiento a sus contribuciones y su dedicación a la lucha contra el asma, el Dr. De Jesús ha sido honrado con premios y reconocimientos a lo largo de su carrera. Sin embargo, su mayor satisfacción proviene del conocimiento de que su trabajo está marcando una diferencia en la vida de las personas que enfrentan el asma, brindándoles esperanza y una mejor calidad de vida.

Dibujos para Colorear

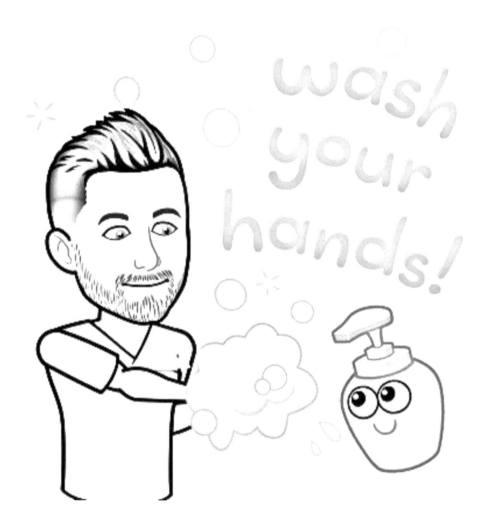

¡Lava tus manos con jabón y agua para mantener a los gérmenes lejos y proteger tu salud respiratoria, especialmente si tienes asma! Mantener las manos limpias puede reducir las posibilidades de contraer infecciones respiratorias y disminuir el riesgo de desencadenar síntomas de asma. Así que, ¡lávate las manos y mantén tus pulmones felices y saludables!

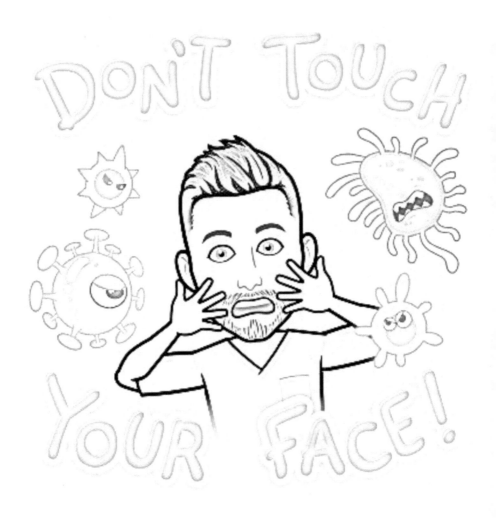

Recuerda no tocarte la cara, especialmente si tienes asma. Al evitar el contacto con tus ojos, nariz y boca, reducirás las posibilidades de exponerte a alérgenos o irritantes que puedan desencadenar síntomas de asma. ¡Cuida tu salud respiratoria y mantén tus manos lejos de tu rostro!

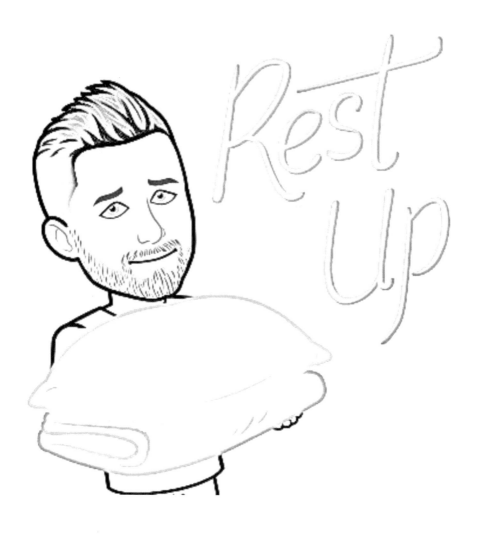

Recuerda que el descanso es esencial para mantener tus pulmones fuertes y tu asma bajo control. Al dormir lo suficiente cada noche, permites que tu cuerpo se recupere y esté preparado para enfrentar el día con energía. Un buen descanso también ayuda a reducir el estrés, que puede desencadenar síntomas de asma. ¡Así que asegúrate de descansar bien y disfruta de cada día al máximo con tus pulmones felices y saludables!

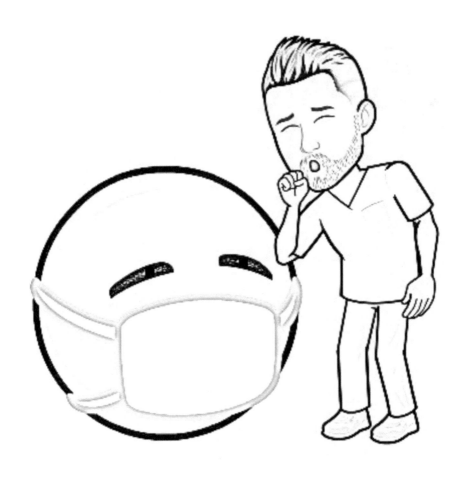

¡Protégete del polvo del Sahara usando tu mascarilla! El polvo del Sahara puede empeorar los síntomas del asma, así que es importante mantener tus vías respiratorias protegidas. Usa tu mascarilla cuando estés al aire libre y evita la exposición prolongada al polvo. ¡Así podrás disfrutar de tus actividades al máximo sin preocuparte por el asma!

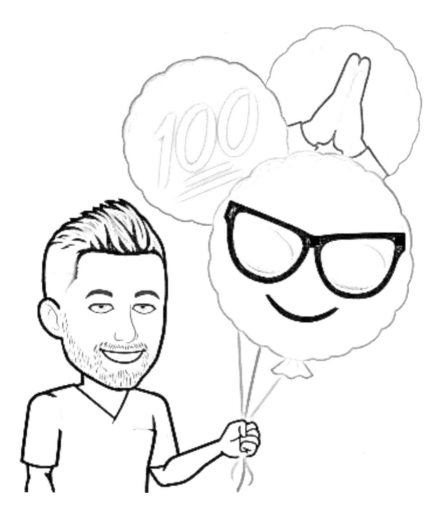

Mantén tu función pulmonar al 100% cuidando de tus pulmones y siguiendo tu plan de acción contra el asma. Evita los desencadenantes que puedan afectar tus vías respiratorias y toma tus medicamentos según las indicaciones de tu médico. Realiza ejercicios de respiración y sigue un estilo de vida saludable para mantener tus pulmones fuertes y en óptimas condiciones. ¡Así podrás disfrutar de cada día al máximo y sin limitaciones!

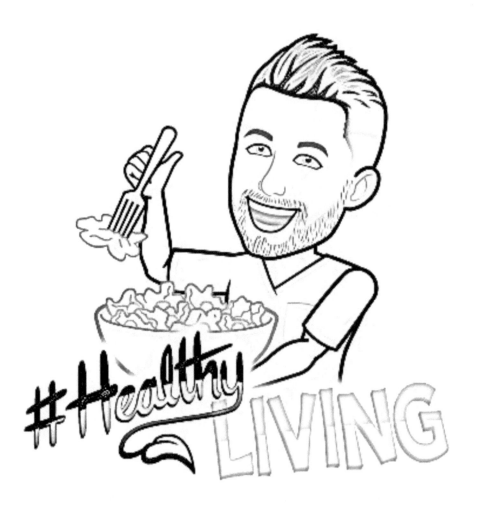

Una alimentación saludable es esencial para cuidar tus pulmones y mantener el asma bajo control. Opta por una dieta rica en frutas, verduras, granos integrales y proteínas magras para obtener los nutrientes que tu cuerpo necesita. Evita alimentos procesados y altos en grasas saturadas, ya que pueden inflamar tus vías respiratorias. Recuerda beber suficiente agua para mantener tus pulmones hidratados. Una buena nutrición fortalecerá tu sistema inmunológico y te ayudará a respirar mejor. ¡Come bien y respira mejor!

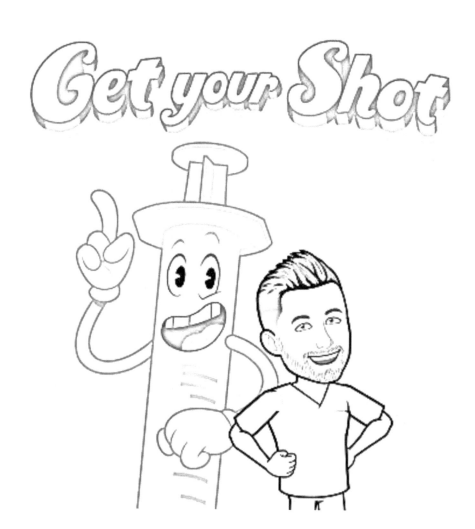

La vacunación es una herramienta importante para proteger tu salud y también puede ser beneficiosa para las personas con asma. Asegúrate de mantener al día tus vacunas recomendadas, incluidas las vacunas contra la gripe y la neumonía, ya que estas enfermedades respiratorias pueden ser especialmente peligrosas para las personas con asma. ¡Cuidemos de nuestra salud a través de la vacunación!

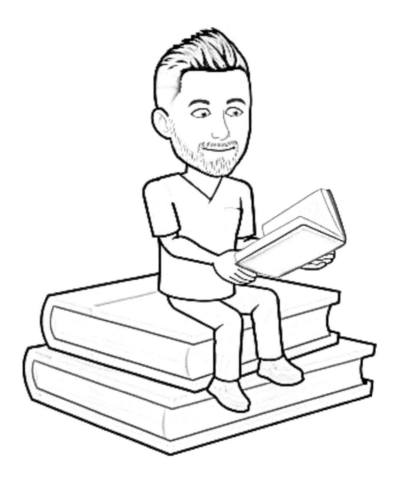

Mantente al día en temas de asma para estar informado y tomar decisiones saludables. Conocer las últimas investigaciones y avances en el tratamiento te ayudará a manejar mejor tu condición y vivir una vida plena y activa. ¡La información es poder para vencer al asma!

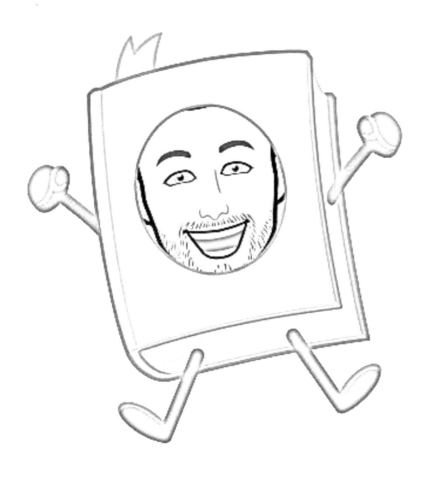

Comparte nuestro libro "Adiós Asma" con todos tus amigos, familiares y seres queridos que puedan beneficiarse de la información sobre el asma. La educación y el conocimiento son fundamentales para manejar esta condición respiratoria de manera efectiva. Ayúdanos a difundir la conciencia sobre el asma y cómo vivir una vida saludable y activa. Juntos, podemos hacer una diferencia positiva en la vida de las personas con asma. ¡Comparte y ayuda a construir un mundo más saludable para todos!

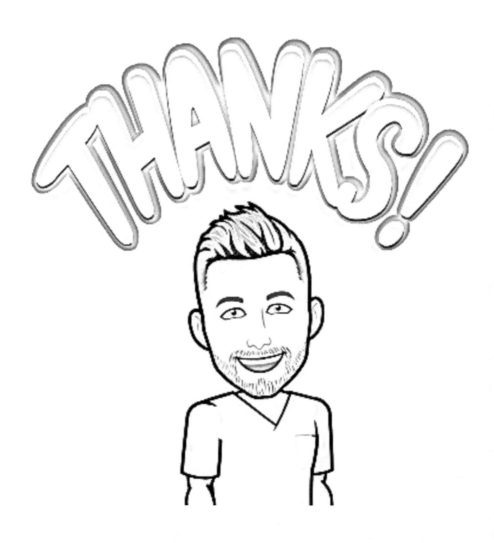

¡Gracias por acompañarnos en este viaje! Esperamos que "Adiós Asma" haya sido una guía valiosa para ti. Recuerda siempre cuidar tu salud respiratoria y vivir una vida activa y plena. ¡Juntos, podemos enfrentar el asma con determinación y esperanza! ¡Gracias por ser parte de esta comunidad de apoyo!

Made in the USA
Columbia, SC
20 August 2024

40346382R00063